中医调养膏方丛书

丛书主编　巴元明

中医膏方制备及经典膏方

主编　巴元明　陈树和

副主编　张馨　王林群

湖北科学技术出版社

图书在版编目（CIP）数据

中药膏方制备及经典膏方 / 巴元明，陈树和主编. -- 武汉 ： 湖北
科学技术出版社，2021.8
　　（中医调养膏方丛书 / 巴元明主编）
　　ISBN 978-7-5706-0955-0

　　Ⅰ．①中… Ⅱ．①巴… ②陈… Ⅲ．①膏剂－方书－
中国 Ⅳ．①R289.6

中国版本图书馆 CIP 数据核字(2020)第 233656 号

策　　　划：赵襄玲　兰季平　王小芳

责任编辑：郑　灿　　　　　　　　　　　　　封面设计：曾雅明

出版发行：湖北科学技术出版社　　　　　　电话：027-87679468

地　　　址：武汉市雄楚大街 268 号　　　　邮编：430070
　　　　　　（湖北出版文化城 B 座 13-14 层）

网　　　址：http：//www.hbstp.com.cn

印　　　刷：武汉邮科印务有限公司　　　　邮编：430205

700×1000　　　　　1/16　　　　　　15 印张　　　　190 千字

2021 年 8 月第 1 版　　　　　　　　2021 年 8 月第 1 次印刷

定价：48.00 元

"中医调养膏方丛书"编委会

主　编　巴元明

编　委　（以姓氏笔画为序）

丁　霂	于晓林	万　君	王　平	王　芳	王　玲	王　爽
王　敏	王元元	王文广	王亦宸	王安锋	王志宏	王林群
王闻婧	王甜甜	王琦苑	王紫琳	尹绪文	邓阿黎	甘爱萍
左新河	龙剑文	卢园园	叶　松	田　曼	乐　芹	皮先明
朱　晶	朱光建	任　朦	华　川	华　丽	向庆伟	向希雄
刘　洋	刘　煜	刘　静	刘汉玉	刘进进	刘夏清	刘晓鹰
刘嘉敏	关　冰	祁正亮	许方雷	杜俊峰	李　卉	李　扬
李　鸣	李　恒	李玉婷	李成银	李伟男	李贤炜	李金彩
李恒飞	李晓东	李路扬	杨　波	杨　琳	杨　琼	杨海涛
肖红慧	肖金凤	吴　双	吴　伟	吴辉坤	何堂清	余昪昪
余新健	邹银水	张　恒	张　萌	张　群	张　馨	张仁谦
张远梅	张金金	张思沉	张雪荣	陈　延	陈　瑶	陈伟栋
陈宏慈	陈继东	陈雪莲	林雪娇	罗俊华	罗接红	牧亚峰
岳维真	金　实	金　晶	周　易	周　毅	周忠明	周珊珊
郑明明	房璁璁	赵　勇	赵井苓	赵易平	赵诗超	胡　勇
胡刚明	胡锦庆	柳　阳	柳　强	柳　慧	柳弘汉	段云雁
姜惠中	秦丹梅	夏　晶	夏方妹	夏新红	钱　蓉	倪慧敏
徐　琦	徐　静	徐忆芳	徐克菲	徐敏芳	徐婧文	郭　逸
郭　琳	唐卓婷	黄　超	黄　鹤	黄正德	黄金铃	黄晓琳
梅应兵	曹秋实	龚　甜	龚红卫	章　炯	梁禄灵	彭　真
彭　朗	彭文静	喻秀兰	程　伟	程淑玲	鲁艳芳	鲁晓斌
谢　敏	谢立寒	蔡精灵	裴　迅	漆文杰	谭子虎	潘　力
潘丹烨	薛　雪	霍文丽	鞠梦莹			

《中药膏方制备及经典膏方》
编委会

世界卫生组织（WHO）在《迎接21世纪的挑战》报告中指出："21世纪的医学，不应继续以疾病为主要研究对象，而应以人类健康作为医学研究的主要方向。"当今医学发展的趋势已由"以治病为目的的对高科技的无限追求"，转向"预防疾病与损伤，维持和提高健康水平"。对于我们每个人来说，健康是根本，是实现自我价值和社会价值的基石，拥有健康就拥有希望、拥有未来、拥有幸福，失去健康就失去了一切。随着医学目的和医学模式的转变，以及人们的健康意识进一步增强，"治未病"的理念与实践被提到前所未有的高度。

"治未病"是中医学重要的预防思想，体现了中医学先进和超前的医学理念，在几千年来的中医药防治疾病实践中，始终焕发着活力和光辉。中医学理论奠基之作《黄帝内经》中有这样一段著名的论述："圣人不治已病治未病，不治已乱治未乱，此之谓也。"这里的"治"，并不单纯指治疗，还含有管理、治理、研究等内容。"治未病"的理念，重在指导人们做到防患于未然，平时就要防病，有了小病就要注意阻止其酿成大患，在病变来临之际要防止其进一步恶化，这样才能掌握健康的主动权，即所谓"消未起之祸，治未病之疾，医之于无事之前，不追于既逝之后"。

在中医学漫长的发展进程中，"治未病"实践一直贯穿始终，总结了大量的养生保健和预防疾病的方法及手段，具有鲜明的特色和显著的优势。历代医家均强调以养生为要务，认为养生保健是实现"治未病"的根本手段，"与其救疗于有疾之后，不若摄养于无疾之先"，形成了独具特色的中华养生文化。对此，英国学者李约瑟说：
"在世界文化当中，唯独中国人的养生学是其他民族所没有的。"在
药物养生方面，从古至今亦积累了丰富的经验。我国最早的药物专著
《神农本草经》中载有大量延缓衰老的药物。以后葛洪的《肘后备急
方》、孙思邈的《备急千金要方》等，都载有许多益寿延年的方剂。

　　鉴于此，为确保本丛书质量，我们组织了编委会，分为10个分册
出版，各分册主编都是该领域的权威和专家，编写人员也都是经验丰
富的临床工作者。

　　我衷心地希望此丛书对广大读者能有所帮助，是为序。

　　本书膏方特指内服膏剂，是以养生保健为主要目的所服用的中药膏剂，又称"膏滋"，是由资深的中医药学专业人员，根据服用者的身体状况，遵循中医整体观念与辨证论治的思想，选择单味药或多味药合理配伍组方，经过严格的特定工艺加工而成，主要用于滋补强身、抗衰延年、防病调理。中医讲"凡药有毒也，非止大毒小毒谓之毒，虽甘草、苦参，不可不谓之毒，久服必有偏胜"，中医对药物毒副作用和药源性疾病的认识，是非常超前和科学的，同样是"治未病"思想的延伸。适宜、适时的药物干预，能够起到维护脏腑生理功能的作用，反之亦可致病或加重病情。为了满足人民群众日益增长的保健需求，维护和促进健康，指导广大中医爱好者科学制作、合理使用膏方，特编纂此书。

　　由于我们自身水平的限制，书中难免出现不妥之处，恳切希望各位同行专家和读者批评指正。

编者

2021年8月

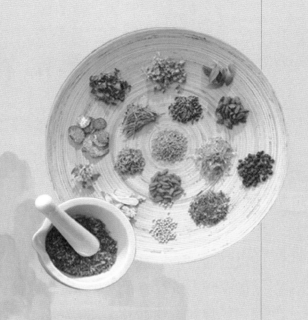

第一章

中医
膏方概述

第一节　膏方释义

一、膏方的含义

（一）传统膏方的含义

膏，《说文》曰"肥也"，指心隔间的脂肪。因膏为脂肪，可以滋润，所以膏方亦称膏剂、膏滋，以其剂型为名，属于中医丸、散、膏、丹、酒、露、汤、锭八种传统剂型之一。

膏的含义较广，如指物，以油脂为膏；如指形态，以凝而不固称膏；如指口味，以甘姜滑腺为膏。膏者泽也，《山海经》曰："言味好皆滑为膏。"如指内容，以为物之精粹；如指作用，以滋养膏润为长。在《正韵》《博雅》解释为"润泽"。近代名医秦伯未在《膏方大全》中指出："膏方者，盖煎熬药汁成脂液，而所以营养五脏六腑之枯燥虚弱者也，故俗称膏滋药。"膏剂有外敷和内服两种，外敷膏剂是中医外治法中常用药物剂型，除用于皮肤、疮疡等疾患以外，还在内科和妇科等疾病中使用。内服膏剂，后来又称为膏方，因其起到滋补作用，也有人称其为滋补药，广泛地使用于内、外、妇、儿、骨伤、眼耳口鼻等科疾患及大病后体虚者。

在中医理论里，膏方是一种具有高级营养滋补和治疗预防综合作用的成药。它是在汤剂的基础上，根据人的不同体质、不同临床表现而确立不同处方，经浓煎后掺入某些辅料而制成的一种稠厚状半流质或冻状剂型。其中，处方中药物尽可能选用道地药材，制作过程全部严格操作。只有经过精细加工的膏方最终才能成为上品。

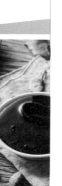

膏方一般由20味左右的中药组成，具有很好的滋补作用。中医理论认为，春生、夏长、秋收、冬藏，冬季是一年四季中进补的最好季节，而冬令进补，更以膏方为最佳。民谚说："三九补一冬，来年无病痛。""今年冬令补，明年可打虎。"每逢冬令时节，通过辨证运用膏方调理疾病，可使痼疾沉疴得以缓解或祛除。

（二）现代膏方的含义

《中华人民共和国药典》（以下简称《中国药典》）2020年版四部将膏方归为煎膏剂（膏滋），系指饮片用水煎煮，取煎煮液浓缩，加炼蜜或糖（或转化糖）制成的半流体制剂。在《中医养生保健技术操作规范（Ⅱ）膏方》中明确指出："膏方"是以养生保健为主要目的所服用的中药膏剂，又称"膏滋"。这类口服膏剂是由资深的中医药学专业人员，根据服用者的体质状况，遵循中医整体观与辨证论治的思想，选择单味药或多味药合理配伍组方，经过严格的特定工艺加工而成。主要用于滋补强身、抗衰延年、防病调理。

二、膏方的源流

（一）春秋战国时期

内服膏滋是由汤药（煎剂）浓缩演变发展而来，凡汤丸有效者，皆可熬膏服用，其有相当漫长的发展历史。长沙马王堆汉墓出土的14种医学方剂书中记有药方的共有4种，分别是约成书于春秋战国之际的《五十二病方》，战国时的《养生方》《杂疗方》和《胎产书》。这些古医书中，已发现有我国最古老的医方，其在考察我国古代医药学的起源和发展方面都具有极其重要的价值。其中帛书《五十二病方》中膏剂有30余方，制作时加用膏糊剂而称为"膏滋"。胶的入药在书中出现4次，多是与它药配成剂型应用，但用的是白胶还是阿胶未详。大约当时只有一种，故文中只称为"胶"。《养生方》和《杂疗方》两书中记载用蜜或枣膏制丸的药方，所谓

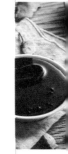

枣膏就是用煮烂的大枣捣烂成泥状物，在《养生方》中又称"枣脂"，殆为后世膏方之滥觞。

（二）东汉时期

东汉时代的《神农本草经》为我国第一部药学专著。"膏"与"煎"古时常常混称。如《神农本草经》言："药性有宜丸者，宜散者，宜水煮者，宜酒渍者，宜膏煎者。"凡称膏者，一般含有动物类药，但亦有用枣肉等烂如腻膏之物的。而"煎"的范围较广，凡煎煮黏稠度较高的药物，如蜜、酥、饴糖、滋腻药汁、枣膏、动物脂肪及皮骨等都可称为"煎"。

除《黄帝内经》记载的豕膏、马膏以外，东汉末年张仲景《金匮要略》中的一些所谓"煎"，已与现代膏方的制作方法十分相似。如《腹满寒疝宿食病脉证并治》篇中的大乌头煎（乌头、蜜），《黄疸病脉证并治》篇的猪膏发煎（猪膏、乱发），其制法类似现代一般制膏滋方的方法，这也是膏滋方内服的最早记录。张仲景在《伤寒杂病论》中多处记载膏剂内容，其中鳖甲煎丸就是先以酒液煎煮，然后煮令烂如胶漆，再加入部分药粉制成丸。晋代葛洪《肘后备急方》诸膏方制剂一般是用苦酒（即醋）与猪油作溶剂，药制成后，既可外用以涂抹患处，又可内服，如黑膏（由生地黄、豆豉、猪膏、雄黄、麝香等组成，功能为清热解毒、活血散结）。南北朝时陈延之的《小品方》有单地黄煎（生地黄），是最早的滋补膏方。

（三）唐宋时期

唐代孙思邈的《备急千金要方》中膏方的制剂和给药途径与《肘后备急方》大体相同，但《备急千金要方》中有个别"煎"方已与现代膏滋方大体一致，如卷十六中地黄煎（生地黄、枸杞根、荆沥、竹沥、生姜汁、人参、天门冬、白茯苓、酒蒸大黄、姜汁炒栀子），是一首滋养胃阴、清虚热的膏方。又如《备急千金要方》中的金水

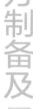

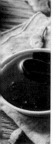

膏，能润肺化痰，以生地黄、麦门冬、山药、天门冬、紫菀、玉竹、款冬花、白芍、百合、茜草、知母、广陈皮、川贝母等水煎去渣后浓缩，加炼蜜收膏。《备急千金要方》之苏子煎，以紫苏子、生姜、生地黄、杏仁等药捣碎、取汁、去渣，熬如脂状，纳蜜，煎如饴状，治阴虚咳喘已久，功能为养阴润肺、降气化痰。王焘的《外台秘要》载《古今诸家煎方六首》。①广济阿魏药煎方：阿魏、豆蔻仁、生姜、人参、甘草、鳖甲、藕汁、诃黎勒、牛膝、白蜜、地黄汁。②鹿角胶煎方：鹿角胶、紫苏子、生地黄、生姜、黄牛酥、白蜜。③蒜煎方：蒜、牛乳、牛膝。④地黄煎方：生地黄、甘草、豉心、葱白、牛酥、藕汁、白蜜。⑤小品单地黄煎方：生地黄。⑥近效地黄煎方：生地黄汁、麦门冬汁、生姜汁、紫菀、贝母、款冬花、炙甘草。这些煎方与现代膏滋方几乎一样，均被用作滋补强壮剂。宋、金、元时期的膏方，基本沿袭了唐代的风格，用途日趋广泛。如南宋时洪文安的《洪氏集验方》收载的"琼玉膏"（生地黄、茯苓、人参、白蜜），是一首著名的膏方，时至今日，仍广为沿用。

一般来讲，唐代以前称"膏"者，有内服的也有外用的，作用以治疗为主；称"煎"者多作内服，除用于治疗外，亦已作为药饵补剂，用于养生。到了宋代，膏、煎之分已不甚明确，而煎则逐渐被膏所代替。膏方中含有动物类药的习惯也自然流传下来，如《圣济总录》中的栝楼根膏，以生栝楼根和黄牛脂共同制成，功用为养胃生津。此时，膏方已兼有治病和滋养的作用。而宋代医家许叔微用于治失眠和疮疡肿毒的宁志膏、国老膏则明显以治疗为主。宁志膏以党参、枣仁、辰砂、乳香共为细末，炼蜜成膏，功能为宁心安神。而国老膏则是以甘草浸泡、熬煮、去渣、收膏而成，功效以清热解毒缓急为主。

（四）明清时期

膏方发展至明清时期已进入成熟阶段。一是膏方的名称，多采

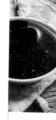

用"某某膏"的方式命名；二是制作方法已基本固定，即用水多次煎煮，浓缩药液，最后加蜂蜜等收膏；三是膏方数量大增；四是临床运用日益广泛。膏煎之分已然无存，"膏"已成为滋润补益类方剂的专用名，"煎"则转为水煎剂的同名语。如《景岳全书》的二阴煎，以生地黄、麦门冬、酸枣仁、生甘草、黄连、玄参、茯苓、木通加水煎服，功能为养阴清热、宁心安神，主治心经有热、水不制火、惊狂失志诸证。而膏剂逐渐偏向补益，备受朝野欢迎，医家更是撷取膏滋之长，加以辨证处方，调治体弱之人，从而出现了因人处方而制的膏方。由于疗效显著，膏方不断得以发展，成为中医药剂的一大剂型。如明代王肯堂《证治准绳》所载通声膏，以党参、桂心、五味子、款冬花、石菖蒲、竹茹、木通共研粗末，熬透去渣，加入杏仁液、酥、蜜、姜汁、枣肉，再煎收膏而成，功用为补气润肺，专治气阴耗伤之咳嗽气促，胸中满闷，语声不出证。又如明代《景岳全书》所载两仪膏，在其"治形论"思想指导下，取人参120～250g，熟地黄500g，水煎2次，取浓汁加白蜜120～250g收膏，以气血双补，形气兼顾，专治气血两亏、嗜欲劳伤、胃败脾弱、下元不固诸证。明代方贤著的《奇效良方》，汇集宋明医方之精华，收载膏方甚多，如补精膏、黄精膏等。明代缪希雍《先醒斋医学广笔记》1～3卷，记载了其临证心得、验案及效方；卷4为《炮炙大法》，末附用药凡例，对丸、散、汤、膏的制法和适应证，以及煎药及服药法等，都一一做了论述。《炮炙大法》谓："膏者，熬成稠膏也。"明代朱谟著《本草汇言》二十卷，内载柿饼膏等多种膏方，并详细说明膏滋制备和服用方法等。韩天爵著《韩氏医通》二卷，收录有"霞天膏"，治沉疴痼疾等。韩天爵源出自朱丹溪"却疾养寿"的倒仓法，以黄牛肉为主要原料，可治"瘫、劳、虫、癫"等顽疾，有推陈致新、扶虚补损之功。王纶认为牛肉乃借补为泻，病去而胃得补。韩天爵将牛肉制成霞天膏，缪希雍又将霞天膏加入橘皮、茯苓、紫苏子、川贝、半夏、苍术等制成霞天曲，

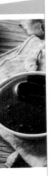

治疗积热痰结，清代使用甚广。洪基是明代末年的食疗养生家，用20年时间，广泛收集抗老方剂约万首，将"最神奇最切用"之丸、散、膏、丹汇集一书，著《摄生总要》，从壮阳填精法立论，纂辑了诸如"龟鹿二仙膏"等著名的抗老膏方，至今仍在临床上得到广泛使用。钟惺著《饮撰服食谱》，载有长生神芝膏、六龙御天膏、七元归真膏等多种膏方。龚廷贤著《寿世保元》谓："膏者，胶也。"该书集抗老膏方多则，如"茯苓膏""银杏膏"等，临床常用，亦多佳效。

在清代，在兼顾治疗的同时，膏方的补益作用愈加明显。如《张氏医通》的二冬膏、集灵膏等。二冬膏取天门冬、麦门冬各等份，水煎浓缩，加白蜜收膏，嚬咽；功能为养阴润燥、润肺止咳、治肺胃燥热，症见干咳无痰、咽喉干燥、舌红少苔、脉细数等。而集灵膏曾对中医学术史上甘寒养阴法产生过重要影响，方取生地黄、熟地黄、麦冬、人参、枸杞子，水煎去渣，加炼蜜慢火收膏。功能为滋养肝肾、益气生津、治燥咳痰黏、劳嗽咯血，或头晕目眩、视力减退、腰酸肢软等。

至清代中期，膏方的运用已经较为普遍，所治疾病的范围也进一步扩大，从医案来看主要集中在中风、瘘搏、咳嗽、呃逆、反胃、血症、遗精、便秘、疟痢、惊厥、疮疡、调经、产后、虚劳等疾病。虽然疾病较多，但亦有规律可循，从中医辨证角度讲，主要集中在阴津枯耗、脾胃虚弱、气血亏虚、肝肾阴虚等证型，这与膏方的适用证相符。如咳嗽，叶天士（叶氏）治疗张某入夏咳嗽案，用参须、北沙参、生甘草、生扁豆、麦冬、南枣熬膏，仿金匮麦门冬汤制，以甘缓之药益胃中之阴，而补母生子。如遗精，叶氏治疗吴某阴精亏损之遗精，用龟板、秋石、熟地黄、女贞、远志、芡实、湖莲、茯苓等熬膏，敛心安神滋阴填精。如气痹，薛雪（薛氏）治喉旁左右有形、咽物不碍案，用甜北沙参、生黄芪、麦冬、甜秋梨、金银花等熬膏服，清胃火而润胃燥。

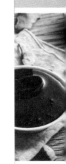

清中期，膏方的另一特点就是以素膏、清膏为主，且药味相对较少。如薛氏治疗某老劳案，仅用人参、麦冬、北五味、熟术、茯神、炙草等六味药；治疗风寒入络之痿搏案，用黄芪、归身、防风根、川桂枝、木防己、明天麻熬膏。叶氏治疗胡某咳嗽气塞痰多案，用霜桑叶、甜杏仁、麦冬、玉竹、北沙参、天花粉、甘蔗浆、甜梨汁等熬膏；治疗某经事三年不来案，用生台术、茯苓块、香附、砂仁、蒺藜、制半夏熬膏治疗等。均是以素膏、清膏为主。

到了嘉庆、道光时期，膏方在剂型和药味上有了很大的变化。荤膏、蜜膏大量出现，药味也增加许多。阿胶补血滋阴、润燥止血；龟甲胶滋阴潜阳、益肾健骨；鹿角胶温补肝肾、益精养血。处方中是否需要加入此类动物胶，均是基于患者的病情和药物的功效。此与后世冬令膏方必须用参、糖、胶之做法有本质区别。如王九峰治疗某淋浊脏阴有亏案，患者年少真阴不固，真阳失守，水湿不行而致淋浊之变，故用鹿角胶、龟甲胶收膏，就是取其填精益髓、温阳固本的功效。

清代著名医家叶天士《临证指南医案》中载有膏方医案。如《叶氏医案存真》：卷一，载录其治精血五液衰夺，阳化内风之证，取培实孔窍法，方用熟地黄、枸杞子、藕汁、河车胶、紫石英、甘菊炭、茯苓、人乳粉，熬膏下用蜜；卷二，载录其治生咳甚吐血吐食之症，除日常标本兼治外，并提及"临晚进膏滋药"，以人参、熟地黄、远志、甘草、绵黄芪、茯苓、桂圆肉、归身、五味子、枸杞子，照常法熬膏，不用蜜收，白水调服。叶天士的《种福堂公选良方》，内载有"治痹膏"等验方。清代《医宗金鉴》收集多种名医膏方。吴尚先著《理瀹骈文》，载有内服膏方，虽然为数不多，但可见作者亦重视内治。吴氏制方，基于外治与内治相通之理，主要取辨证论治之内服汤丸制作膏药。他对膏药之方指出："膏方取法，不外于汤丸，凡汤丸之有效者皆可熬膏。不仅香苏、神术、黄连解毒，木香导滞，竹沥化痰，以及理中、建中、调中、平胃、六君、六味、养心、归脾、补中益气等。"王孟英著《随息居饮食谱》载"玉灵膏"，费伯雄著《食鉴本草》载"莲肉膏"等。《清太医院配方》和《慈禧光绪医方选议》均收录了很多著名的抗衰老滋补膏方。从顺治帝始，膏滋方在慈禧光绪年间所用甚多，《慈禧光绪医方选议》一书中载内服膏滋方共28首，从中可以看出清宫运用膏滋方的特点：使用面广，数量繁多，制作考究。

理脾和胃除湿膏：茯苓五钱（1钱≈3.125g，后同），陈皮四钱，白术四钱，薏米五钱，炒山药三钱，炒石斛五钱，麦冬四钱，焦三仙各二钱，扁豆五钱，炒茵陈四钱，菊花三钱，甘草三钱，共以水煎透，去渣，加蜜炼成膏。每服二钱，白水冲服。本方旨在淡渗健脾，清热除湿。

理脾养胃除湿膏：党参二钱，白术三钱，炒茯苓三钱，薏米三钱，炒扁豆三钱，藿梗一钱五分（1分≈0.31g，后同），神曲二钱，炒麦芽三钱，炒陈皮一钱五分，广砂一钱，甘草八分，共以水熬透，去渣，理熬浓汁，少加炼蜜，成膏。每服二钱，白开水冲服。本方即参苓白术散化裁而来，药性中和，无寒热偏胜之弊，与光绪帝脾胃虚弱，饮食不消的病症至为合拍，故亦常服之。

理脾和肝化湿膏：西洋参三钱，茅术二钱，杭芍五钱，元参五钱，化橘红三钱，猪苓五钱，泽泻三钱，茯苓五钱，旋覆花三钱包煎，枳壳三钱，川贝三钱，蒌皮三钱，菟丝饼五钱，玉竹三钱，菊花三钱，桑皮三钱，莱菔子三钱，竹茹三钱，鸡内金四钱，三化饮各三钱，共以水煎透，去渣，再熬浓汁，兑蜜五两（1两≈31.25g，后同）。每服三匙，白水送下。本方理脾化湿为主，仿五味异功之意，旨在理脾，用五苓散去肉桂而淡渗利湿；以三化饮、莱菔子等助健脾和胃之力；桑皮、蒌皮清肺以利水之上源，并助川贝祛痰止咳之效；杭芍、菊花、玄参、菟丝饼双理肝肾；玉竹、竹茹润燥止呕；旋覆花降逆和胃并可祛痰。倘长期服用，对脾虚湿蕴、肝肾不足者当有裨益。

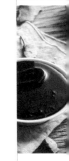

调肝和胃膏：党参三钱，生杭芍四钱，金石斛四钱，桑叶四钱，竹茹三钱，焦三仙九钱，广木香八分，枳壳二钱，橘红一钱五分，生甘草一钱，生于术二钱，共以水熬透，去渣，再透浓汁，兑炼蜜收膏。每服五钱，白开水冲服。本方调肝和胃，重用生杭芍，切中西太后肝阴亏虚、脾胃不和之证情。

另有各类效验医方，如养阴调中化饮膏、调中清热化湿膏等。膏方宜冬季使用，但不局限于冬季。只要于病有利，一年四季皆可。既可无病时单独服用，又可在病中与煎药同服。病后服用调养，也不像现代的膏方多在冬令调补服用。当时膏方组成较简单，药量不重。如菊花延龄膏只有鲜菊花瓣一味；五味子膏、梨膏均只有一味药；而明目延龄膏、二冬膏只有两味药而已。一般的膏方也只有十二三味药，这与现代膏方有很大不同。清廷膏方运用的许多特点是值得我们借鉴的。

在清晚期，冬令膏方开始形成一股旋风，在江浙一带流行起来。如同治、光绪年间医家钱艺，在其《慎五堂治验录》中就记载了20余则膏方医案：治陆颂臣"肾气虚弱，肝木失荣，横乘中土"案，即以入冬调理膏方治愈；治张启室崩血如注案，冬令服膏方，"庚辰春自述体丰而健，胜于壮年矣"。可见冬令膏方疗效神奇。除钱艺外，张聿青、丁甘仁、卧云山人等医家的医案著作中都出现了"膏方"专章，如《张聿青医案·膏方》《丁甘仁医案·膏方》《剑慧草堂医案·膏方》等，由此可见清晚期膏方发展之盛。晚清名医张聿青撰有《膏方》一卷，较全面地反映了当时医家运用膏方的经验。此时膏方用药往往已达二三十味，甚至更多，收膏时常选加阿胶、鹿角胶、龟甲胶等以加强补益阴精的作用，并增加膏剂的黏稠度。虽然膏滋多以补益之品为主组成，然而张氏对每以补益上品汇集成方的俗套极为反感，强调运用配制膏方尤应着意于辨证。张氏的观点对后世医家影响较大。

（五）近现代膏方的发展

至近代，膏方续有发展。历史悠久的中药店，如北京同仁堂、杭州胡庆余堂、上海雷允上、童涵春店等均有自制膏滋，如首乌延寿膏、八仙长寿膏、葆春膏、参鹿补膏等。制作方法皆有其独特之长，在临床被广泛应用，在国内外都享有一定的声誉。许多著名老中医，均有配制和应用膏滋防治疾病的经验体会。如秦伯未老中医，在运用膏方上卓有成效。著名中医蒲辅周先生在调理慢性病时，很喜欢用膏丸缓图，临床治验甚多。近代名家丁甘仁亦擅长以膏论治。颜德馨教授根据临证经验，亲笔撰写并出版了《膏方真迹一百首》，在医界和病人中享有很高的声望。

1962年中国中医研究院中药研究所等编的《全国中药成药处方集》载膏方58首，其数量多于此前任何一部方书的膏方。1989年由中国药材公司与国家中医药管理局中成药情报中心合编的《全国中成药产品集》，所收膏方增至152首。这些膏方中既有传统膏方，如两仪膏、龟鹿二仙膏等，亦有从其他剂型的成方剂改而来，如十全大补汤改为十全大补膏，水陆二仙丹改为金樱芡实膏等。此外，还有一些研制新方，如《上海市药品标准》收录的双龙补膏，《全国医药产品大全》记载的肝肾膏等。民国时期，秦伯未先生就著有《膏方大全》（1928年上海中医书局）和《谦斋膏方案》（1938年上海中医书局）。近年来，膏方专著的出版亦较多，如有颜乾麟、邢斌等《实用膏方》，沈庆法、沈峥嵘《中医膏方》，华浩明《冬令滋补进膏方》等。近年来定制膏方持续增长，以江、浙、沪为主的江南居民，素有冬令进补之风俗，随着生活水平的不断提高，冬令请中医专家处方定制膏方以根据各自体质情况进行调补的人越来越多。

综观古今，可见膏方之源远流长。膏方是一种重要剂型，经过了漫长的岁月而逐渐发展成熟起来，虽然其本身具有明显的滋补特点，但辨证论治、量体裁衣仍是其不可或缺的内涵，它仍将为人类的健康和长寿做出重要的贡献。

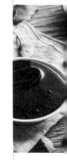

三、膏方的分类

（一）根据不同类型的加工途径，内服膏方分为成方膏滋药和临方膏滋药两种类型

成方膏滋药是选用一些疗效确切的膏方方剂，由药厂成批生产加工成膏滋，作为中成药商品在药店进行销售。这些膏方组成比较简单，制成膏滋药后，提供大家对症选用，如益母膏、二仙膏。

临方膏滋药是医生针对患者身体状况进行辨证处方，做到一人一方，由药店或医院定制加工成膏滋，每一剂膏方只适合该方本人服用。临方膏滋又称定制膏方。

加工定制膏方是中药房、中药店药师遵照中药处方调剂规程，进行处方调剂和制剂加工；按照"一人一方"的加工原则，与中药丸、散等制剂加工相同，称为临方制剂。由于临方膏滋药具有因人而异、随证处方的特点，就更加具有针对性。

（二）根据是否加入动物胶或动物药和是否加入糖类，可分为荤膏、素膏、蜜膏、清膏

1. 荤膏

膏方在制作过程中，如果加入有动物胶（如阿胶、龟甲胶、鳖甲胶、鹿角胶等）或动物药（如胎盘、鹿鞭等），称为荤膏。

2. 素膏

膏方在制作过程中，如果没有加入动物胶（如阿胶、龟甲胶、鳖甲胶、鹿角胶等）或动物药（如胎盘、鹿鞭等），称为素膏。

3. 蜜膏

膏方在制作过程中如果加入有糖类（如蜂蜜、冰糖、白糖、红糖、饴糖等），称为蜜膏。

4. 清膏

膏方在制作过程中如果没有加入糖类（如蜂蜜、冰糖、白糖、红糖、饴糖等），称为清膏。

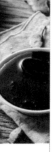

四、膏方的功效

（一）平衡阴阳

人体的生命活动，是以体内阴阳脏腑血气为依据的，阴阳脏腑气血平衡，人体则能健康无恙，延年益寿。《素问·生气通天论》曰："阴平阳秘，精神乃治。"也就是说疾病发生、发展，均受各种致病因素的影响，导致阴阳失调，从而形成阴阳的偏衰或偏盛的病理状态。利用药物的偏盛之性，补其偏衰，抑其偏盛，纠正人体阴阳的不平衡，是制订膏方服药的主要原则。《素问·阴阳应象大论》曰："阳盛则热，阴盛则寒。"《素问·调经论》又曰："阳盛则外热，阴盛则内寒。"即阳邪偏盛表现为实热证，阴虚偏盛表现为实寒证。《素问·调经论》曰："阳虚则外寒，阴虚则内热。"即阳气偏衰，表现为虚寒证；阴精阴液偏衰，表现为虚热证。阴阳失调既是疾病产生的原因，也是人体衰老的根源。《素问·至真要大论》曰："谨察阴阳所在而调之，以平为期。"人体衰老或生病，或为阴虚，或为阳虚，种种疾病皆为阴阳失调。改变这种病理状态，即是调和阴阳。如对于阴虚所致的虚热证，方中用滋阴药补阴；对于阳虚引起的虚寒证，则以温阳药补阳。阴阳两虚者，就当阴阳双补。而对于阳邪过盛所致的实热证，用寒凉药物清热；对于阴盛所致的实寒证，则用温热药祛寒。应用膏方的目的即在于恢复阴阳的动态平衡，防治疾病，增年益寿。

（二）调和气血

气血学说是中医学独特理论体系的重要组成部分，贯穿于人体生理、病理、诊法、辨证和防治之中。中医气血是阴阳的主要物质基础，是构成人体和维持人体生命的最基本物质，故《素问·调经论》曰："人之所有者，血与气耳。"气血行于脉管中循环周身，营养五脏六腑，毛皮肌肉筋骨，四肢九窍等组织器官，使机体维持

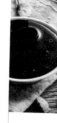

正常功能活动。血气未并，五脏安定，若"气血不和"则"百病乃变化而生"，表明气血不和是导致阴阳失调重要原因。气血调畅是保证脏腑正常生理功能的基本条件，而气血循行受阻，则会导致气血失衡，进而衰弱，引起脏腑及整个机体功能失常及低下，疾病蜂起，衰老加速。

由于气血失调是脏腑病变和机体衰老的整体反映，所以从调治气血的角度出发，就可治疗各个脏腑的病症，延缓衰老，这就是一种异中求同的有效治疗措施。中医学素来就把调治气血视为防治疾病、保证健康的重要一环。《素问·调经论》指出"谨道如法，万举万全，气血正平，长有天命。"《素问·三部九候论》曰："无问其病，以平为期。"以上各说均强调通过疏通和调节气血，使气血保持流畅、平衡和充沛，使机体阴阳处于相对平衡，进而促使脏腑、经络、组织恢复协调的生理功能，以保障人体健康长寿。

通过膏方来调理气血，使周身气血流通，生化有源，达到气血充沛、精力旺盛、健康长寿的目的。中医学家秦伯未曾言："膏方非单纯补剂，乃包含纠偏却病之义。"揭示膏方的双重作用。故膏方选药，须视各位患者的体质，施以平补、温补、清补、涩补之外，还必须根据疾病的性质，配以调理气血的药物，以求"血脉流通，病不得生"之效。

（三）扶正祛邪

正气存内，邪不可干，邪之所凑，其气必虚。可见正气虚损是人体发病、衰老的重要因素。膏方能补气养血，提高机体免疫力，扶植体内"正气"，改善内环境，减少疾病的发生和发展。但膏方并非单纯补剂，还包含纠偏却病之义。膏方的"补"应理解为"删有余、补不足"，寓"固本清源"为一体。膏方作为一种剂型，与其他剂型一样，遵循辨证论治法度，兼顾祛邪治病。

由于人体疾病产生或衰老是阴阳双方运动失去相对平衡协调，

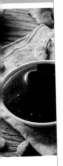

出现阴阳偏盛或偏衰的状态，因此治疗上要针对本质进行，即"治病必求于本"。其根本目的，就是在于扶正祛邪，调整阴阳的相对平衡。从具体治疗原则上看，要分清"正虚"还是"邪实"。《内经》有"精气夺则虚""邪气盛则实"的记载。正气，是指人体的功能活动，包括对环境的适应能力、抗邪能力以及康复能力。邪气，泛指各种疾病因素，包括六淫、饮食失调、七情内伤、劳逸损伤、外伤、痰饮、瘀血等。实证，指邪气亢盛，以邪气过盛为矛盾主要方面的一种病理反应，故称"邪气盛则实"。对实证相应采用"实则泻之"的祛邪原则，具体有寒者热之、热者寒之、活血化瘀、化痰利湿等方法。虚证，指正气不足，以正气虚损为矛盾主要方面的一种病理反应，故称"精气夺则虚"；虚证包括气虚、血虚、阴虚、阳虚，治疗上相应采用虚则补之的原则，以补气、补血、补阴、补阳治之。

（四）培补五脏

人体是一个有机的整体，脏与脏、脏与腑、腑与腑之间在生理上相互协调、相互促进，在病理上也是相互影响。当某一脏腑发生病变时，会影响别的脏腑功能，甚至同时发生病变。膏方不仅能调补某一脏腑，还能综合性调理相关脏腑，使脏与脏、脏与腑、腑与腑之间的关系逐步趋向平衡、协调，最终达到治愈疾病的目的。

人体五脏（心、肝、脾、肺、肾）、六腑（胆、胃、大肠、小肠、膀胱、三焦）、奇恒之腑（脑、髓、脉、胆、骨、女子胞）是组成人体的主要器官。五脏主化生和贮藏津液、营血、阴精，发生阳气；六腑主饮食之受纳腐熟，运化饮食精微，排泄糟粕废液；奇恒之腑则形态似腑，功能似脏，有藏有泄。中医认为，人体是一个有机的整体，五脏六腑及奇恒之腑，虽各具特定的生理功能，但它们之间有经络相连，血脉相通，营卫气血，津液阴精，化生循环于其间，有形物质以濡养脏腑之体，生阳化气以行脏腑之功，从而维

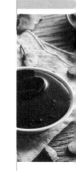

持人体内在之稳定与动态平衡。膏方的滋补作用，主要在于其有健旺脏腑的功效，以保证机体新陈代谢的正常进行。

情志异常伤及五脏，最初的病理表现是气机失常。倘若脏腑气机紊乱，功能失常，进而可导致人体精血亏损，损形伤神，阴阳失调而产生疾病，乃至衰老死亡。《灵枢·本神》曰："忧伤思虑者则伤神，伤神则恐惧留淫不止，因悲哀动中者，嗟绝而丧生。"意思是说情志过激，首先伤神，神伤则使五脏所藏之精失去统摄，耗散不止而竭尽生命。而情志是由五脏产生的，五脏病变也可导致神志异常变化。故《灵枢·本神》曰："肝气虚则恐，实则怒……心气虚则悲，实则笑不休。"《素问·脏气法时论》曰："肝病者，两胁下痛引少腹，令人喜怒……肾病者……意不乐。"可见，古代中医学认识到五脏病变会导致情志改变。正常的情志活动有利于五脏的生理活动，异常的情志变化影响相关脏器而致病；而脏腑的病变，又常可引起情志异常。因此，通过膏方调养脏腑不仅可以健旺脏腑，还可以疏通气机。以达到舒畅情志，保持人体的心理平衡，就可以保证身体健康，延缓衰老。

（五）现代中医药临床研究所发现的功效

（1）调节免疫功能。药理实验发现，膏方中常用的党参、黄芪、白术等补益药能增强机体网状内皮系统的吞噬功能；肉桂、仙茅、菟丝子等有促进抗体提前形成的作用；玄参、天冬、麦冬、沙参等有延长抗体存在时间的作用。据临床观察，老年人常年服用琼玉膏方，外周血T淋巴细胞明显增加，血清免疫球蛋白（IgA）含量明显降低，能良好地调节机体免疫功能。

（2）清除自由基作用。人参、五味子、何首乌、灵芝等具有抗氧化作用，表现在其可以提高超氧化物歧化酶（SOD）水平，降低过氧化脂质（LPO）水平和脂褐质在细胞内的堆积，减少自由基对机体的损伤；另外一些实验也表明，女贞子、菟丝子、枸杞子等补

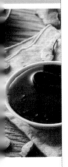

肾类中药具有清除有害自由基作用，可减少癌变的诱发因素。

（3）增强内分泌的调节功能。服用肉桂、巴戟天、仙茅、淫羊藿等温肾药，能促进肾上腺皮质的分泌；巴戟天、肉苁蓉、锁阳、杜仲、蛇床子等有促进性腺功能，类似于性激素样作用；鹿茸、淫羊藿还能促进精液的生长和分泌；滋肾阴药如生地黄、女贞子、菟丝子、补骨脂等能纠正内分泌代谢失调而产生减肥及促排卵的作用。

（4）调整中枢神经功能。何首乌、人参、黄芪、当归、知母等中药对大脑中枢神经的兴奋与抑制有良好的调节作用，能提高智力和加强思维能力，延缓听力下降以及对皮肤感受的识别力。

（5）促进物质代谢。许多补虚的中药均有促进物质代谢作用，如人参、淫羊藿、肉苁蓉、灵芝、黄芪、锁阳、菟丝子、生地黄、麦冬等有不同程度提高蛋白质、核糖代谢的功能；人参、何首乌、女贞子、蒲黄、郁金、决明子等可用来防治脂肪代谢紊乱，防治肥胖和动脉硬化。

（6）改善血液循环。众多的活血中药，如丹参、川芎、赤芍、蒲黄、当归等可以降低血液黏稠度，减少血小板聚集，改善微循环，改变高黏度，降低人体的高黏血症。高黏血症可导致微循环障碍，促使人体患病和衰老。

（7）预防基因突变。由于老年人适应能力和免疫力下降，应激反应降低，易引起基因突变，最终导致癌症的发生或机体的衰老，而中药人参、刺五加、白术、党参、玉竹、淫羊藿等均有抗基因突变的作用，从而可延缓衰老的产生。

此外，膏方中的常用中药还具有降低血脂和血压、强心利尿、镇痛镇静、调整肠胃、促进骨折愈合等功能，由此可见，膏方的功效是多方面的，在防治疾病和延缓机体衰老方面有着重大的潜力和优势。

五、膏方的特点

膏方是中成药的重要组成部分，运用膏方来防治老年病，增强

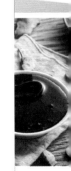

中老年人体质，历来深受医家和患者重视。主要是膏方具有以下几个特点。

（一）补虚扶弱，补中寓治，治中寓补

膏方多用于中老年人的调摄和治疗，因为老年人精气衰，"精气夺则虚"，老年人适应能力和抵抗能力都低下，正常气候变化对年轻人可能不成为致病因素，但对老年人就可能成为发病因素。老年人脏腑功能低下，活动量小，故饮食稍多一点，或摄入硬、黏食品，或微有不洁生冷食物，便可发病。有的表现为胃脘胀痛，有的表现为消化不良。老年人遭遇意外的精神刺激时，应激能力也比较低下，因七情所伤患病者甚为多见，老年人因暴怒、暴喜而突然暴死者屡见不鲜。

中医药学认为，汤者荡也，散者散也，丸以缓调于中，胶则填精益气，诸膏能补气养血，包含着"纠偏却病"双重作用。因病致虚、因虚致死，可用膏方。慢性、顽固性、消耗性的疾患，亦可用膏方来调养，所以膏方不同于其他补药、补方，它具有补中寓治，治中寓补，补治结合的特点。例如黄芪膏不仅能大补元气，延年益寿，还能益气固表，预防感冒，预防老年病。茯苓膏能补脾土，治疗脾虚、食少、便溏等症，同时，含有茯苓多糖，能增强人体免疫力，具有一定的抗癌作用。二冬膏专治老年人津液亏虚，痰热咳嗽。明代医家张景岳曰："形不足者阳之衰也，非气之不足以达表而之。"老年人阳气衰弱，当以气厚之品温补阳气为治，如参芪膏补中气，桂附膏可以温养元阳。又曰："精不足，阴之衰也，非味不足以实中而补之。"人老病久耗阴，阴气衰弱，当以滋补真阴，多选用血肉有情之品，在饮食中选择味厚的，如海参珍珠膏之属。在药物中选择味厚胶质类，如龟鹿二仙膏、龟甲胶、鳖甲胶、阿胶等。著名老中医颜德馨教授调理慢性疾患，擅用膏方图治，认为久服汤剂，胃气难任荡涤，以膏方缓图，庶不伤胃气。对于虚中有实之证，也应先以汤剂折其既燃之势，继以膏方缓养，虚实缓急，各

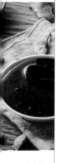

有次第，故获效亦建，可供师法。

总之，膏方对于人的精力充沛、精神愉快、延年益寿，有着奇特的功效。只要服用合理，就能使有病虚损者逐渐痊愈，使无病者正气旺盛，身体健康，减少疾病。

（二）随病加减，量体施方，灵活功专

膏方大多由复方组成，其组成看似复杂，实属井然有序。医家根据患者的具体病情拟定膏方，可以结合不同秉性与耗损而选用相应药物，随病加减，其功效胜于市售之补膏，这是因为所服膏方，乃是辨证施治，而非见虚蛮补。

膏方为大剂补养，常服食达1个月以上，为转变患者之体质，调养其病理状态，实现治疗目标，必定深思细虑，兼顾虚实。膏方的组成，既属复方，则以选方为第一步，例如补法，先确定益气、养血、温阳、滋阴之方为基础，痰多的佐以化痰，气郁的佐以理气，湿盛的佐以化湿，热重的佐以清热，血瘀的佐以活血，善于随症化裁。同时膏方多滋腻，又须时时顾及脾胃，因脾胃为消化系统，有助运化之功，倘若忽视消化功能，一味蛮补，脾胃既伤，非但无益，更有害处，适得其反。

（三）副作用小，服用方便，省时省力

膏方是在中医药理论指导下，辨证施治、因人而异、纠偏却病，毒副作用小，生产、运输、贮存、携带、服用方便。将中药制成膏方后，可以减少体积，使患者既得到对症用药的便利，又省去煎药的麻烦，服用方便，节约时间。膏方长期服用的用量一般还比中药的汤剂少，可节约大量药材。随着时代的发展，生活节奏的不断加快，社会已步入老龄化，老年人需要便捷、高效的膏方调治不言而喻，中青年上班族迫于日趋紧张的竞争压力和繁忙的工作，不时出现乏力、紧张、焦虑、失眠等亚健康的状态，不及时纠正会导致大病的出现，因而对于调治亚健康的状态，膏方不失为一个简便

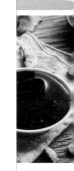

的途径。

第二节　膏方理论

膏，《说文》曰"肥也"。因膏为脂肪，可以滋润，故《正韵》《博雅》释为"润泽"。膏方，以其剂型为名，属于中医丸、散、膏、丹、酒、露、汤、锭八种传统剂型之一，是一种将中药饮片煎煮、去渣、取汁，经蒸发浓缩、加蜂蜜等制成的半流体状制剂。主要用于滋补养生与调治慢性疾病。膏方起源于《黄帝内经》，后经历朝历代的医者们经验总结，膏方已然形成独具特色的理论和中医药治疗体系。

一、膏方与中医基础理论

膏方是中医临床治疗的重要组成部分，其理论离不开中医药理论，中医药理论中的阴阳理论、藏象理论、精气神理论、气血理论以及君臣佐使理论与膏方理论有着密切关系。

（一）膏方与阴阳理论

阴阳是属于哲学范畴，是事物或现象对立双方的属性概况，体现了对立统一的法则，所谓阴阳者，一分为二也。而中医层面的阴阳，特指人体内密切相关的相互对应的两种或两类物质及其功能的属性的概括，同时也广泛地解释了人体生命过程、疾病现象、衰老机制，并用于防治疾病，因此阴阳理论在膏方理论中有着重要地位。

阴阳贵在平衡，"人生有形，不离阴阳"（《素问·宝命全形论》）。人是一个有机的整体，生命活动是以体内阴阳脏腑气血为依据的，阴阳气血平衡，人体则健康无恙，故在《素问·生气通

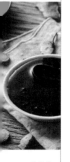

天论》有："阴平阳秘，精神乃治。"中医理论认为病邪有阴邪阳邪，人体正气亦有阴阳，人之所以生病就是阴阳失去相对平衡，出现阴阳偏盛或偏衰的结果。《素问·阴阳应象大论》概括为："阴胜则阳病，阳胜则阴病。阳胜则热，阴胜则寒。"《素问·调经论》曰："阳虚则外寒，阴虚则内热。"阴阳失调既是疾病产生的原因，也是人体衰老的根源。所以膏方治疗上就应调整阴阳，以期恢复阴阳的动态平衡，而达到防治疾病、延年益寿的目的。《素问·至真要大论》曰："谨察阴阳所在而调之，以平为期。"故在应用膏方时，旨在恢复阴阳动态平衡，防治疾病，增年益寿。

阴阳指导诊治，求本而治。阴阳失调是疾病发生、发展、变化的根本原因。通过阴阳两分法，有助于对疾病的判断，从而把握疾病的根本，而后治其本。从治疗原则上看，要分清"正虚"还是"邪实"。《黄帝内经》有"精气夺则虚，邪气盛则实"的记载。虚有气虚、血虚、阴虚、阳虚，治疗上采用虚则补之的原则，具体为补气、补血、补阴、补阳的方法。实证有邪气，指外在的各种致病因素：六淫、七情内伤、劳损、外伤、痰饮、瘀血等。对实邪采用实则泻之的原则，具体有寒者热之、热者寒之、活血化瘀、化痰利湿等方法。疾病和衰老不等于虚损，虚损不是致病或衰老的根本和唯一因素，因此要辨证施治，从根本入手，不能过分强调补为主的说法，膏方正是运用这种理论基础，采用多种治疗手段，使得机体达到新的动态平衡。

（二）膏方与藏象理论

"藏象"一词，始见于《素问·六节藏象论》，是指藏于体内的内脏所表现于外的生理、病理现象及相通应的自然界事物和现象。人有五脏（心、肝、脾、肺、肾）、六腑（胆、胃、大肠、小肠、膀胱、三焦）、奇恒之腑（脑、髓、脉、胆、骨、女子胞）是组成人体的主要器官。五脏主化生和贮藏津液、营血、阴精，生发阳气；六腑主饮食之受纳腐熟，运化饮食精微，排泄糟粕废液；奇

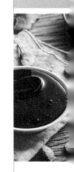

恒之腑则形态似脏，有藏有泻。中医学认为，人以五脏为本，生命活动的各个方面虽分别为相关的脏腑所主，具有各自的规律性，但都是五脏之间相互配合协调的结果。五脏对生命活动的调节，表现为主司、参与、协调、相关等不同的方式。机体是一个协调的统一体，其以五脏为核心，通过六腑的配合，以经络为联系的通道，以精气血津液为物质基础，与形体官窍紧密相连，血脉相通，营卫气血，津液阴精，化生循环于其间，有形物质以濡养脏腑之体，生阳化气以行脏腑之功，从而维持人体内在的稳定与动态平衡。膏方的滋补作用，主要在健旺脏腑，保证机体新陈代谢的正常运行。

膏方宜调理脾胃为先，补肾为重。脾为仓廪之官，后天之本，主运化水谷精微，气血生化之源；胃主受纳腐熟，人体的生长发育，生命的维持全靠脾胃的功能供给。《灵枢·五味》曰："谷不入半日则气衰，一日则气少矣。"《医宗必读》也云"有胃气则生，无胃气则死"，均说明了脾胃对人体的生长发育、生命存亡的重要性。膏方中常多用补益滋腻易于出膏之品，一方面脾胃能运化吸收，可达到补益调理之功；同时也易滞纳胃气，阻碍脾运，故在膏方组方时，常佐以运脾健胃之品，如：苍术运脾，炒谷麦芽以醒脾开胃，陈皮、焦楂曲以消食化积导滞。另一方面，若体质存有脾胃虚弱或痰湿偏盛之症，服用膏方后则更易壅滞脾胃，阻碍运化吸收，甚至于加重病情。故宜在服膏方之前服用一些开路方，或健脾益胃，或健脾化痰除湿。总之，脾胃健运，方能使膏方功效彰显。

肾之精气是人体生命活动的根本，人体生长发育，取决于肾气的盛衰。《素问·上古天真论》曰："女子七岁肾气盛，齿更发长。二七，而天癸至，任脉通，太冲脉盛，月事以时下，故有子。三七，肾气平均，故真牙生而长极。四七，筋骨坚，发长极，身体盛壮。五七，阳明脉衰，面始焦，发始堕。六七，三阳脉衰于上，面皆焦，发始白。七七，任脉虚，太冲脉衰少，天癸竭，地道不通，故形坏而无子也。丈夫八岁，肾气实，发长齿更。二八，肾气

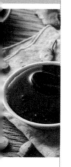

盛，天癸至，精气溢泻，阴阳和，故能有子。三八，肾气平均，筋骨劲强，故真牙生而长极。四八，筋骨隆盛，肌肉满壮。五八，肾气衰，发堕齿槁。六八，阳气衰竭于上，面焦，发鬓斑白。七八，肝气衰，筋不能动，天癸竭，精少，肾脏衰，形体皆极。八八，则齿发去。"以肾气盛衰为指标，以女子七、男子八为基数增长的生长、发育、衰老曲线，是中医学中对衰老代表性的看法。肾为人体的先天之本、阴阳之根，肾精为人体生命活动和生育繁殖的基本物质。肾藏精，一是藏先天之精，如《灵枢·经脉》曰："人始生，先成精。"二则藏后天之精，如《素问·上古天真论》曰："肾者主水，受五脏六腑之精而藏之，故五脏盛，乃能泻。"五脏六腑之精除输布全身之外，其剩余贮存于肾，以备需要。故膏方之补，重在补肾，调补肾的阴阳即可调补全身阴阳平衡，膏方应根据肾阴肾阳的虚衰，每每参入补肾药，意在益精强身。

脏腑病变，通补相宜。脏腑之病，应观虚实。虚则不足，阴阳气血津液亏虚等；实则有余，阴阳气血津液紊乱等。针对虚实病变，有补虚扶正，以通为补，虚则补其母，实则泻其子等治则，以恢复脏腑功能，延年益寿。因此在制定膏方时，一定要辨清阴阳虚实寒热，因证施药，方可有益机体健康。秦伯未在《膏方大全》中提出"膏方非单纯补剂"，既可用于平日保健养生以"纠偏"，又可在医师指导下用于各科疾患治疗以"却病"。毛水泉运用膏方治未病，针对亚健康群体、慢性病患者及慢性病恢复期人群，强调膏方在未病先防、有病早治、既病防变、病愈防复发等方面的积极作用。伴随着中医学的发展，膏方的应用范围由最初创伤外敷普及到了内、外、妇、儿、五官等各科疾患的治疗以及平日的养生保健中。现将近年来膏方在脏腑病变治疗中的应用理论要点及具体应用现状概述如下。

1. 膏方在肝系疾患治疗中的应用

目前膏方治疗肝系疾患多针对慢性肝病，肝病发展到慢性期难

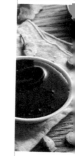

以速愈，且患者多正虚体亏、脾胃已伤。膏方持久的治疗滋养作用对于脾胃消化吸收功能欠佳的慢性肝病病人来说，是康复调治的合理选择。对慢性肝病患者进行辨证调治进补，以补益肝肾、健脾益气、养血柔肝、滋养阴血为膏方主体，重在治本；据其兼证辅以活血化瘀、养阴化湿、疏肝理气、清热化湿，是为标本兼顾。临床试验结果表明，膏方对多种慢性肝病如病毒性肝炎、酒精性肝病、药物性肝病等及其所致肝功能异常、肝纤维化以及肝硬化所致的顽固性腹水，既可改善化验指标又可缓解患者症状，具有显著的辅助治疗作用。

2. 膏方在心系疾患治疗中的应用

治疗心血管疾病，既要注重辨证结合辨病，即是否同时合并其他基础疾病，又要密切关注证候的变化情况，遵循膏方"治病求本"的原则，通畅气血阴阳，以平为期。张镜人运用膏方调治心血管疾病以通补兼施为治则，使补而不腻、通而不损。何立人亦关注通与补、滋腻与灵动、扶阳与顾阴的关系，以达固本清源之效。冠心病有久病多虚、久病及肾、久病入络、久郁生痰的病机特点，膏方味厚质重，黏腻难化，对夹有痰瘀者多不适宜，应注意加减以使气血通畅。慢性充血性心力衰竭多属本虚标实之候，宜益气温阳、活血利水。

3. 膏方在脾系疾患治疗中的应用

胃为水谷之海，清和则能受；脾为消化之气，消和则能运。治疗慢性脾胃病，补益脾胃需清养，结合补益先天之肾则养阴抑阳，调治精、气、神三宝不可偏废，再将辨证与辨病相结合，合理处方用药。脾胃病患者体质多虚，单兆伟教授运用膏方治疗脾胃病力求处方平和、醇正，避用峻烈之品，以期平调阴阳，恢复人体内在环境的稳定，增强机体抵抗力，祛病强身。杨少山认为慢性萎缩性胃炎基本病机以脾胃气虚为本、胃络血瘀为标，临床运用膏方在补益脾肾安神的基础上，或活血通络、或清热解毒、或散结消积。胃癌

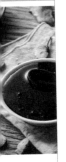

术后患者长期处于正气亏虚、脏腑功能羸弱的机体状态，膏方以其甘甜性味营养五脏六腑之枯燥，更易被脾胃气衰的患者接受。但膏方补虚润泽，急性起病、虚证复外感，或术后表现为肝胃不和、气血瘀滞等实证者不宜服用，以防闭门留寇。江松平运用膏方治疗慢性功能性便秘，分立滋肾填精、增水行舟法，清热养阴、调和营卫法，平肝潜阳、活血通络法，收到良好效果。

4. 膏方在肺系疾患治疗中的应用

肺为娇脏，主百脉，为病最多。寒邪束肺则肺气不宣，燥邪耗散易伤肺津，湿邪侵肺则痰湿阻滞，火热犯肺则灼伤津液。运用膏方调补肺病处方宜轻灵，不宜过分滋补，应重视中土脾胃之气，而肺肾同病时则宜峻补。但当病人患有感冒、咳嗽等实证则应先将其治愈方能进补，以免闭门留寇使病情缠绵不愈。慢性支气管炎多属本虚标实之证，叶忠伟等以补肺健脾益肾诸法固本的同时，兼顾祛邪以治其标，或清热、或化痰、或散结，据症辨证，审因论治。哮喘为病，其标在肺，其制在脾，其本在肾，宿痰内伏为其发病宿根。杨少山治疗哮喘，在固本同时始终兼顾化痰以治其标，主张即使在缓解期仍宜益气补肾同时加以健脾、清肺化痰之剂。哮喘迁延不愈必然伤及精气，王宏长等用温阳补肾填精膏方治疗支气管哮喘，以收温肾填精、清肺化痰之效。

5. 膏方在肾系疾患治疗中的应用

肾与自然界冬气相通应，利用冬季最佳进补时机，运用膏方以补为主导，以调为辅助，可使慢性肾病患者的肾之阴阳得以进一步增强。叶景华在治疗慢性肾炎、尿路感染、肾病、糖尿病肾病等方面，运用膏方收到了满意的临床疗效。膏方不仅被灵活应用于亚健康人群、老年肾病等虚证的调治，对尿毒症、肾盂肾炎、特发性水肿等也有独特的治疗功效。林启展等将健脾补肾活血膏方运用于肾透析患者营养不良状态的调整，提高患者血红蛋白、人血白蛋白蛋白分解代谢率水平，为中医药介入血透患者的治疗开拓出一条新的

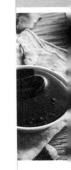

思路。对于慢性肾脏疾病，膏方虽有独特治疗优势，但也有不宜调补的情况，对急慢性肾炎、肾盂肾炎之急性发作期患者，慢性肾功能不全、尿毒症有明显胃肠道不耐受症状者，各种肾病或肾虚病情多变阶段患者，肾虚兼有舌苔厚腻、腹胀便溏等脾胃功能失健者，均应谨慎处方，以防贻误最佳治疗时机加重病情。

综上所述，临床所见脏腑病变者多为虚实相杂，单虚纯实者罕见。在治疗上不疏其实而一味补虚，往往越补越滞，反增病势，而猛攻其实，又容易伤及正气，加重病情。因此治疗需用通补之法，即通中有补，补中有通。这样有利于调节人体脏腑的偏颇，而使得人体达到正常的生理活动的动态平衡。所以通补相兼、扶正祛邪的治法，是制定膏方的基本原则。

（三）膏方与精气神理论

"精气神学说"起源于先秦时期，在西汉以后被"元气学说"所同化，在宋代进一步发展为理气论。精气神学说认为，气是宇宙万物构成的本原。不论是存在于宇宙中的有形物体，还是运动于有形物体之间的无形极细微物质，都是气的存在形式。而精，乃气中之精粹，是生命产生的本原，故《管子·内业》说："精也者，气之精者也。"神，则是指自然的种种变化及其内在规律。

气是运动不息、变化不止的。气的运动称为气机。其运动的形式多种多样，但可高度概括为升、降、出、入四种形式。升，即由下向上；降，即由上向下；出，即由内向外；入，即由外向内。在正常情况下，事物的稳定都是通过升与降、出与入的动态平衡维持的。气的变化称为气化。这些气化的表现十分复杂，如动物之生、长、壮、老、已，植物之生、长、化、收、藏，无一不属气化之列。而无形之气变为有质之形，有质之形化为无形之气的形气转化也属于气化。气化，是永不休止的。气机和气化的关系十分密切，必须通过气机才能产生气化，如果气的升降出入运动一旦停止，气化也就停止了。故中国古代哲学家认为，气在不停地运动和变化，

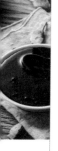

引起世界的万事万物也不停地运动和变化，而世界上的一切运动变化，都是气运动变化的具体表现。

精气神学说是中医学中重要的理论基础。精，是构成人体和维持人体生命活动的基本物质。精具有多种功能。①促进生长发育。精是构成形体各组织器官的主要物质基础，是促进胎儿生长发育的物质。②滋养作用。水谷之精输布到五脏六腑及其他组织器官起着滋养作用，以维持人体的生理活动。③生殖作用。生殖之精是生命的原始物质，具有生殖以繁衍后代的作用。气，是构成人体的基本物质。人的生命活动，需要从"天地之气"中摄取营养成分，以充养五脏之气，从而维持机体的生理活动。人的五脏、六腑、形体、官窍、血和津液等，皆有形而静之物，必须在气的推动下才能活动。当气的运动失衡时，就会引发疾病。因此中医治疗的目的就在于恢复气机升、降、出、入的平衡。神，是人的精神、意识、知觉、运动等一切生命活动的集中表现和主宰者。神的物质基础是精。神在生命之初就生成了，当胚胎形成之际，生命之神也就产生。神的一切活动都必须依赖于后天的滋养，所以只有水谷精气充足，五脏和调，神的生机才能旺盛。人的神与形体是不能分离的，因此人的身体状况必定会反映在神。当身患疾病时，神受到侵害，就会出现种种异常状况，如目无光彩、语言失常、昏不知人等。所以临床观察病人的神，可以判断病情的轻重安危。

精、气、神三者，中医称为三宝，认为它们是可分不可离的。精可化气，气可化精，精气生神，精气养神，而神则统驭精与气。鉴于三者间的互相关联，任何一个的失调都会影响其他二者，只有当三者和谐稳定时，人才能保持健康。《素问·上古天真论》曰："精神内守，病安从来。"所以膏方的制定，以扶正祛邪为原则，而在扶正方面往往偏重于填精安神、益气养血药物的运用。

治精之道，贵在养填。历代医学家除采纳道家中的修性养精，安定神志，静而无欲之法之外，都十分重视取膏方以补益填精。此

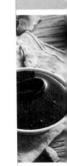

法源于《素问·阴阳应象大论》："精不足者，补之以味。""味"原意当为五谷、五果、五菜、五畜。金代医学家张子和认为，味即五味，补之以味即为食谷肉果菜等以补精气。又有其他医学家认为"补之以味"为血肉有情之品，内服有填精补益之功。但是大多数医学家及临床习惯是以厚味药物如地黄、麦冬、枸杞子之类养精填精，明代张景岳视人参、熟地黄为填精必备之品。清代叶天士认为，填精须投以血肉有情之品，方可同气相求，常用鹿茸、鹿角胶、阿胶、人乳、鱼鳔等填补精亏阴损的病症。

（四）膏方与气血理论

气血学说的形成始于秦汉时代，最早的记载见于当时问世的医学巨著《黄帝内经》中，是中医学理论体系的重要组成部分，贯穿于人体生理、病理、诊治、辨证和防治之中。中医学认为，气与血是人体内的两大类基本物质，在人体生命活动中占有很重要的地位，气对人体有推动调控、温煦凉润、防御、固摄及中介作用；血对人体有濡养及化神作用。气与血的关系：气为血之帅，血为气之母。

1. 气能生血

气能生血，是指血液的化生离不开气作为动力。血液的化生以营气、津液和肾精作为物质基础，在这些物质本身的生成以及转化为血液的过程中，每一个环节都离不开相应脏腑之气的推动和激发作用，这是血液生成的动力。气能生血还包含了营气在血液生成中的作用，营气与津液入脉化血，使血量充足。因此，气的充盛则化生血液的功能增强，血液充足；气的虚亏则化生血液的功能减弱，易于导致血虚的病变。临床上治疗血虚的病变，常常以补气药配合补血药使用，取得较好疗效，即是源于气能生血的理论。

2. 气能行血

气能行血，是指血液的运行离不开气的推动作用。血液的运行有赖于心气、肺气的推动及肝气的疏泄调畅，《血证论·阴阳水火气血论》说："运血者，即是气。"因此，气的充盛，气机调畅，

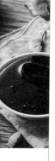

气行则血行，血液的正常运行得以保证。反之，气的亏少则无力推动血行，或气机郁滞不通则不能推动血行，都能够产生血瘀的病变。再者，气的运行发生逆乱，升降出入失常，也会影响血液的正常运行，出现血液妄行的病变，如气逆者血随气升，气陷者血随气下等。所以临床上在治疗血液运行失常时，常常配合补气、行气、降气、升气的药物，即是气能行血理论的实际应用。

3. 气能摄血

气能摄血，是指血液能正常循行于脉中离不开气的固摄作用。气能摄血主要体现在脾气统血的生理功能之中。脾气充足，发挥统摄作用使血行脉中而不致逸出脉外，从而保证了血液的正常运行及其濡养功能的发挥。如若脾气虚弱，失去统摄，往往导致各种出血病变，临床上称为"气不摄血"或"脾不统血"。因而治疗这些出血病变时，必须用健脾补气方法，益气以摄血。临床中发生大出血的危重症候时，用大剂量补气药物以摄血，也是这一理论的应用。

气能生血、行血和摄血的三个方面体现了气对于血的统帅作用，故概括地称之为"气为血之帅"。

4. 血能养气

血能养气，是指气的充盛及其功能发挥离不开血液的濡养。在人体各个部位中，血不断地为气的生成和功能活动提供营养，故血足则气旺。人体脏腑、肢节、九窍等任何部位，一旦失去血的供养，这些部位即可出现气虚衰少或气的功能丧失的病变。血虚的病人往往兼有气虚的表现，其道理即在于此。

5. 血能载气

血能载气是指气存于血中，依附于血而不致散失，赖血之运载而运行全身。《血证论·吐血》说："血为气之守。"《张氏医通·诸血门》说："气不得血，则散而无统。"说明气依附于血而得以存在体内，并以血为载体而运行全身。因此，血液虚少的病人，也就会出现气虚病变。而大失血的病人，气亦随之发生大量地

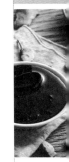

丧失，往往导致气的涣散不收、漂浮无根的气脱病变，称为"气随血脱"。

血能养气与血能载气，体现了血对气的基础作用，故概括地称之为"血为气之母"。总之，血属阴，气属阳。气血阴阳之间协调平衡，生命活动得以正常进行。反之，"血气不和，百病乃变化而生"（《素问·调经论》）。因此，调整气血之间的关系，疏通血气，调至平衡，气血保持流畅充沛，使脏腑、经络、组织恢复协调平衡的状态，是治疗疾病的常用法则之一。

膏方并非单纯的补益之剂，应包含纠偏却病之意。故膏方选药，除需视各个患者体质，施以平补、温补、清补、涩补之外，还必须根据疾病的性质，配以调理气血的药物。以求"血脉流通，病不得生"之效。万不可认为膏方为补益之品，盲目服用红参、冬虫夏草、鹿茸等昂贵之品，因为一味地蛮补，不仅不能强身健体却病，有时反而使得疾病加重。

气血理论是中医理论基础知识，也是膏方的处方原则。近代名医颜德馨认为，在诸多中医理论中尤其应重视气血的条达，在冬季调治之时，应注重疾病的整体防治，主要从调整气血入手。所以调整气血不仅是进补的原则，更是防治疾病的重要途径。颜德馨教授认为气与血是维持人体生命活动最基本的物质基础和功能动力，而气血以流畅为贵，若气血失和，百病乃变化而生，提出了"久病必有瘀，怪病必有瘀"的辨证观点和以调气活血为主的"衡法"为治则。

（五）膏方与君臣佐使理论

"君臣佐使"原是以古代行政职务的职责、性质做比喻，对药物在处方中所起的作用取类比象的中医术语，即"君为主，臣为辅，佐为助，使为用"。"君药"是处方中针对疾病与症候起主要治疗作用的药物，多数情况下，相对于同一方剂中的其他药物来说，用量最大，药力最强，同时能达到相应的患病脏腑及相关经络、病位，通常是1~3味药。"臣药"是处方中辅助君药起治疗作

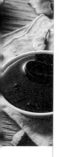

用的药物，多数情况下用量次于君药，但能统摄佐使药一同发挥治疗作用，通常是2～6味，多根据奇偶、七情、大小等配伍原则选定药物与味数。"佐药"是处方中佐助君药、臣药，或与君药、臣药能相辅相成起治疗作用的药物，多数情况下用量次于君药、臣药，通常是3～9味药，也须根据奇偶、七情、大小等配伍原则选定药物与味数。"使药"是处方中引导诸药达到患病脏腑、相关经络、病位的药物，多数情况下用量次于君药、臣药，或亦次于佐药，药味多少不定，但一般情况下药味相对较少。

以上对药物作用、数量、地位等总结，是中药配方的一般规律，因为传统中药配方的药物味数多为3～15味，但现代膏方大多味数较多。有学者对晚清无锡名医张聿青所用膏方27例进行分析，发现其基本用药味数为628味，另外用于收膏的有41味，合计669味，平均每例24.8味。膏方多用大方主要在于：大凡适宜膏方调治者，很少有单纯一种的证候类型，尤其对于年龄偏大、病程较久者；即使在亚健康状态，多气血紊乱，加之精神情志心理因素的影响，鲜有单纯的证型。另外膏方中虽每味药看似用量较大，如多在50～150g，但实际每味药每日用量相对较小。为了更好地达到治疗作用，医家通过将多味具有相似作用的药物联合应用，形成协同优势，成为"大方"，发挥总体治疗力量。

经临床研究并结合其他医家用药经验，发现膏方人群常有气血阴阳不足，加上痰浊瘀血阻络，治疗药物常可分为以下君臣佐使剂。

（1）君剂。是膏方中的主要治疗药物，针对主要证型或病机，大多是针对气血阴阳脏器亏虚（损）的药物，体现了处方的主攻方向，其药力居方中之首。常用的君药组合有：①补气。党参100g，白术120g，茯苓80g，甘草40g，黄芪150g，山药90g。②补血。当归、熟地黄各120g，白芍、制何首乌各80g，龙眼肉60g，桑葚子100g。③补阴。沙参、女贞子各80g，麦冬100g，葛根、玉竹、龟板、黄精各60g，枸杞子100g。④补阳。巴戟天、附子、肉桂、蜀椒各60g，肉苁蓉、

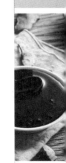

淫羊藿各80g，杜仲100g。另外，在膏方中，常须针对证型配伍一些贵重药，如冬虫夏草2～4g，不老草2～4根，蛤士蟆25～100g，野山参1～3根，枫斗30～90g，海马1～4条，海龙1～4条，蛤蚧2～4对，西洋参50～200g，等等。由于这些贵重药为药中珍品，作用较专，药效较著，价格较贵，选择尤慎，也属于君药之列。

（2）臣剂。在膏方中，臣药主要是针对兼证，如痰浊、瘀血、气滞、食积、水饮。常用臣剂及药物有：①活血。川芎、三七、莪术各40g，水蛭50g，赤芍、地龙、全蝎、三棱、丹参、红花、桃仁各60g。②健脾。木香、苏子、砂仁、佛手、麦芽各60g，薏苡仁、鸡内金各80g，白豆蔻、神曲各100g。③强筋骨。杜仲、牛膝各80g，续断100g，狗脊120g，桑寄生150g。④安神。珍珠母（粉）40g，酸枣仁、灵芝各60g，五味子80g，远志、石菖蒲各100g，柏子仁150g。⑤益智。益智仁、柏子仁各100g，远志、石菖蒲各120g，灵芝150g。⑥化痰降浊。陈皮、石菖蒲、苍术各60g，半夏80g，茯苓180g。⑦清热降火。知母、黄连各50g，黄芩60g，黄檗90g，虎杖、火麻仁、地骨皮各100g。

（3）佐剂。"佐药"是协助主药治疗兼症或抑制主药毒性的药物或是调节药性药味的药物。膏方服用中除了疗效外，还应该有较好的口感，使服用者乐于接受，为此常需要加入其他调理药，常用药如：核桃仁、黑芝麻各500g，蜂蜜100g。对于存在糖代谢障碍者，一般用木糖醇250g作调味剂。另外，诸如阿胶500g，鳖甲胶、龟甲胶、鹿角胶各250g，既有补血养阴、清虚热作用，也是重要的成型剂。

（4）使剂。"使药"是引导各药直达病变部位或调和各药的药物。在膏方中，常用的如开路药就是典型的使药。主要原因是有些患者有胸胁痞闷、食欲不振、舌苔厚腻等症状，说明是湿困中焦，脾胃运化功能减退，这些症状若不加以改善，势必影响对膏滋药的消化吸收。遇到这些情况，应先用陈皮、半夏、厚朴、枳壳、神

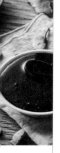

曲、山楂等药，煎汤服用，以运脾健胃、理气化湿改善运化为先。形成膏滋药治疗的先行者，为膏滋药的消化吸收创造有利条件。

综上所述，膏滋药中虽然药味较多，但仍存在着清晰的君臣佐使原则，掌握好这个原则，就会辨证论治准确，用药遣方有效。

二、膏方与治未病

（一）治未病的提出与思想内涵

1. 治未病的提出

《黄帝内经》首先提出关于"治未病"的观点。《素问·四气调神大论》："圣人不治已病治未病，不治已乱治未乱，此之谓也。夫病已成而后药之，乱已成而后治之，譬犹渴而穿井，斗而铸锥，不亦晚乎！"可见早在两千多年前，医家们就已经意识到了"治未病"的重要性。

自《黄帝内经》提出"上工治未病，中工治欲病，下工治已病"的理论之后，"治未病"思想得到不断发展和完善，其应用范围也愈加广泛。近年来，以"治未病"思想为核心理念的中医特色健康保障服务模式逐步形成，针灸、推拿、拔罐、刮痧、穴位敷贴、冬令膏方等中医特色疗法在养生保健中起着重要的作用。在这些传统的中医疗法中，尤以冬令膏方备受推崇。膏方的运用涉及"阴阳五行学说""脏腑学说""精气学说"三大学说，以中医的整体观念为基础，辨证论治为方法，以"损有余而补不足"和"春夏养阳、秋冬养阴"为指导原则，以"补中寓治、治中寓补、补治结合"为治疗特点，以改善体质和防治疾病为最终目的。"治未病"思想作为中医特色理论，其精神已无形贯穿在中医膏方的运用之中。

2. 治未病的思想内涵

从历代医家对中医"治未病"理论的阐述来看，"治未病"就是采取一系列防病截变的措施，先证而治，未病防病，既病防变，病后防复，指导人们"消未起之患，治未病之病。医无事之前，不追于既逝之后"。"治未病"思想是一种积极的疾病观，以顺应自然界的变化，提高机体抗病能力为核心，从功能、整体的变化把握生命，注重养生，防患于未然，有病早治，既病防变，争取主动，截断扭转，病后防复。

"治未病"的观点是中医学的重要思想，是中医预防医学的实践和总结，是医学的最高境界。《淮南子》云："良医者，常治无病之病，故无病；圣人常治无患之患，故无患也。"《千金药方》云："消未起之患，治未病之疾。医之于无事之前，不追于既逝之后。""上医医未病之病，中医医欲起之病，下医医已病之病。"《证治心传》云："欲求最上之道，莫妙于治其未病。"这些论述是对《内经》"治未病"思想的引申和发挥。

WHO《迎接21世纪的挑战》："21世纪的医学，不应继续以疾病为主要研究对象，而应以人类健康作为医学研究的主要方向。"20世纪末叶，75位诺贝尔奖得主发布的《巴黎宣言》提出："医学不仅是关于疾病的科学，更应该是关于健康的科学。""治未病"的思想正是充分体现了中医学是"关于健康的科学"。

（二）膏方治未病的理论基础

1. 膏方与未病先防

"未病先防"是中医"治未病"思想的首要基本原则，其以"内养外防"为基本要旨。其中，中药膏方是内养的一种重要措施，其开方遵循辨体与辨证相结合的原则，以偏纠偏，根据不同体质特点、症状和体征化裁，适度调节组方。膏方组方注重顾护脾胃、助运消食，常在滋腻补品中加入健脾补胃中药和适量健脾理气、化湿消食药，对脾胃升降并调，既扶正气以增祛邪之力，又祛除痰湿食滞以助运化吸收。根据自然界四时节令及四季变化规律，结合人体阴阳消长、五脏盛衰的不同时间特点个性化制作膏方，如利用"冬病夏治"及"夏病冬治"的疗法分别推出"夏令""冬令"膏方，春夏养阳，秋冬养阴，同时顾护"阴阳平衡"，阳中求阴，阴中求阳，阴阳互补，使机体适应自然四时节令、春生夏长、秋收冬藏的变化规律，达到阴平阳秘的目的，即"谨察阴阳所在而调之，以平为期"。

2. 膏方与既病防变

人体受邪气入侵后有一定规律可循，外邪由表传里、由浅入深，五脏病气则多以生克的顺序传变。"既病防变"就是运用六经辨证规律，实施预见性的治疗，同时辅以全面合理的调养措施，阻止病情发展、传变，使机体正气得以复原和提升，促使机体恢复健康状态。膏方防其传变的原则有：①安治已病，防止传变；②先安未受邪之地；③祛除影响传变的病理基础。在开具膏方时，运用中医理论辨证论治，即中医辨证论治与西医辨病论治结合，以辨证为主、辨病为辅，结合互参，提高临床疗效。

3. 膏方与病后防复

疾病恢复期，患者身体羸弱，余邪未尽，若调理不慎，易导致旧疾复发或出现某些新的疾病；平素体质不佳，患有慢病，若外邪复侵，旧疾也易复发，此时以膏方调理阴阳，调摄为主、治疗为辅，补气养血防止"死灰复燃"，促进机体痊愈。膏方不仅能减少急性发作，还可使疾病向痊愈方向发展。在慢病防复阶段，膏方大多采用综合处方，防治结合、寓治于防。在缓解期服用膏方，具有效果缓和、稳定、持久的特点，使机体气血精神，脏腑功能得以恢复，最终达到扶正固本、增强抗病能力的目的。

（三）"治未病"思想在膏方中的应用

"治未病"思想作为中医学与生俱来的主题，其精神无形地贯穿于膏方辨证施膏，平调气血阴阳，调和脏腑的理论基础之中。

（1）辨证施膏。膏方的制定应遵辨证论治之法度，循理、法、

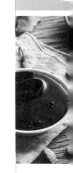

方、药之程序，因人施治，辨证施膏，随证用药，主次兼顾，有所侧重。据统计，人群可分为三种状态，即健康态（约占5%）、亚健康态（约占75%）、疾病态（约占20%）。在膏方临床中，应做到辨体、辨病、辨证相结合，抓住关键，方能正确施膏。健康态多以平和质为主，精神爽利，面色红润，脏腑气血调畅，其膏方当予平调平补之剂，重点在于调护，维持和扶助正气。《丹溪心法》中提到"与其救疗于有疾之后，不若摄养于无疾之先。盖疾成而后药者，徒劳而已"。通过膏方调摄养生，增强正气，保持人体气血调畅，阴阳平和，可以强健体魄，防治疾病，维护"精神内守，病安从来"的健康状态。亚健康态，即"欲病未病"的状态，此阶段仍以"未病先防"为原则。施膏前应仔细分析个体的体质类型，明辨气血阴阳之虚实，痰、湿、食、火之兼夹，辨体而调，合理选药。气虚质以补气为主，佐以补血、理气；阴虚质以滋阴养血为主，佐以补阳、行气；阳虚质以温阳补肾为主，佐以养阴、理气；气郁质以疏肝理气为主，佐以养阴、活血；瘀血质以活血化瘀为主，佐以补气、行气；痰湿质以燥湿化痰为主，佐以健脾、理气；湿热质以清热化湿为主，佐以理气，健脾；特禀质以益气固本为主，佐以理气。疾病态，即机体脏腑功能失常，气血阴阳失调，津液代谢紊乱。《素问·阴阳应象大论》云："邪风之至，疾如风雨，故善治者治皮毛，其次治肌肤，其次治筋脉，其次治六腑，其次治五藏。治五藏者，半死半生也。"外邪侵袭，由表及里，由浅入深，疾病处于不同阶段，其病理机制也不同，应抓住时机，以"既病防变"为原则，在起病之初、中邪轻浅之时，截邪防变，从源头阻断疾病的发生和发展。

（2）平调气血阴阳。"阴平阳秘"是人体阴阳平衡的健康状态。人体体质的偏颇，或为气虚，或为血虚，或为阴虚，或为阳虚，种种的病理变化皆为阴阳失调。而膏方是通过对不同体质进行辨证治疗，扶正补虚，调和其阴阳，改善及提高体质，从而达到

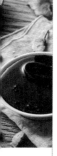

"阴平阳秘"的状态。故在施膏时务必仔细审察患者气血阴阳的虚实盛衰，不管是阴虚还是阳虚者，要详细问诊，采取阴阳兼顾、气血并补的方式，遵循因人制宜的原则，随证加减，综合调治，"谨察阴阳所在而调之，以平为期"。老年人脏腑功能减退，阴阳俱虚，且气血运行迟缓，膏方中多佐以行气活血、温阳补肾、填精益髓之品；中年人工作生活压力大，患病日久则损及气血阴阳，又多有烟酒等不良嗜好，病机较为复杂，多为虚实夹杂之症，治疗时多采用补泻兼施的方法；女子以肝为先天，易于肝气郁滞，膏方用药常佐以疏肝解郁、调畅气机之品；小儿为纯阳之体，不宜过早服用补品，必要时也仅以甘淡之品予以调养，如六君子汤、六味地黄丸等。《素问·生气通天论》指出："是以圣人陈阴阳，筋脉和同，骨髓坚固，气血皆从。如是则内外调和，邪不能害，耳目聪明，气立如故。"阴阳调和，可使人体筋脉顺畅，骨髓坚固，气血平和。阴阳失调，即使尚未犯病，若予以及早调整，可以抵御外邪，防止疾病的发生。这一理论基础正符合"治未病"的思想。《素问·四气调神大论》曰："圣人春夏养阳，秋冬养阴，以从其根。""春养生、夏养长、秋养收、冬养藏"，故在冬季服用膏方，顺应"冬主收藏"的自然规律，精华易于吸收并储存于体内，益阴精而养阳气，从而使体质得到全面改善，可真正起到"扶正固本""治未病"的作用。

（3）调和脏腑。人体是一个有机整体，正常的生理活动，一方面依靠各脏腑组织发挥各自的生理功能，另一方面则又要依靠各脏腑组织之间的协同和制约作用，才能维持其生理上的平衡。《金匮要略·脏腑经络先后病脉证并治》中提道："夫治未病者，见肝之病，知肝传脾，当先实脾，四季脾旺不受邪，即勿补之。"肝病最易传脾，在治理肝脏的同时，应注意调补脾脏，使脾气充实，肝病不得蔓延。在膏方临床中，要做到全面兼顾，若五脏平衡失调，要及时运用中医五行学说的生克乘侮规律，制其过盛，扶其偏衰。

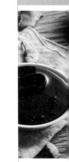

遵循治未病理论中"既病防变"的思想，根据已病脏腑的发病规律和发展趋势，准确把握疾病的传变规律，"先安未受邪之地"，早期干预，早期治疗，防止传变，改善预后，从而达到"五脏元真通畅，人即安和"的状态。

在制定膏方时，要顾护五脏，突出脾肾。肾藏精，为先天之本，阴阳之根，人体的衰老取决于肾气的充盈。故膏方之重点在于填精扶羸，培本固元，应根据肾阴、肾阳的亏虚程度组方用药。明代张景岳有云："人始生，本乎精血之源，人之既生，尤乎水谷之养。非精血无以立形体之基，非水谷无以成形体之壮。"脾胃是后天之本，膏方的临床运用中不仅要调补脾胃，重视后天营养的摄取与滋养，又要防止膏方滋养填补之剂滋腻碍胃。在膏方组方时，佐以运脾化湿理气之品，醒脾开胃，消除补药滋腻之性，以资脾运生津之功，达到补益的目的。

（四）膏方在"治未病"中的应用

1. 膏方与未病先防

朱丹溪云："与其救疗于有疾之后，不若摄养于无疾之先，盖疾成而后药者，徒劳而已。是故已病而不治，所以为医家之法；未病而先治，所以明摄生之理。夫如是则思患而预防之者，何患之有哉？"将膏方用于未病先防，要注重辨体与辨证相结合。

（1）辨识体质，辨证论治。"辨体论治，辨证论治"是膏方处方的基本原则，要辨体与辨证相结合。体质的辨识，早在《黄帝内经》中就有阴阳二十五人等体质分类。体，即体质类型；证，即疾病证型。因人施治，按不同体质特点和症状、体征而化裁，适度调节组方，即"量体裁衣"。如阴虚体质，见自觉内热、手足心热、口干、失眠、大便干结、面红、潮热、舌红脉细等症状，可以用养阴填精方药，常用二至丸、六味地黄丸，药用生地、玄参、阿胶、麦冬、石斛等。阳虚体质，见手足怕冷、畏寒、大便稀溏、小便清长、舌淡胖、有齿印、脉沉细无力等症状，可以用壮阳补气方，常

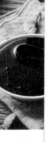

用右归丸、桂附地黄丸，药用杜仲、肉苁蓉、桑寄生等。气虚体质，见精神疲倦、乏力、气短、自汗、舌淡白、脉细弱等症状，可以用益气方药，常用四君子汤，药用太子参、党参、黄芪等。血虚体质，见面色苍白、唇甲淡白、头昏眼花、手足发麻、舌淡白、脉细等症状，可以用养血生血方，常用四物汤，药用熟地、当归、白芍等。血瘀体质，见皮肤干燥、粗糙、皮肤有紫斑、胸胁刺痛、面色晦暗、肌肤甲错、唇甲青紫、舌有瘀斑等症状，可以用活血和营方药，常用血府逐瘀汤、失笑散，药用川芎、当归、红花、桃仁等。痰湿体质，见形体肥胖、汗多、肢体困倦沉重、口舌黏腻、苔腻、脉滑等症状，可以用祛痰化湿方，常用二陈汤，药用陈皮、半夏、苦杏仁、白苏子等。

（2）顾护脾胃，助运消食。脾为后天之本，气血生化之源。《素问·灵兰秘典论》云："脾胃者，仓廪之官，五味出焉。"人体所需之水谷精微有赖于脾胃的运化。饮食入胃，胃主受纳，脾主运化。脾主升，则水谷精微得以输布；胃主降，则水谷及糟粕得以下行。如饮食失节，食滞胃肠，脾虚湿困，胃失和降，影响脾胃之升清降浊，进而影响脾胃的运化吸收功能。因而制定膏方时必须顾护脾胃，于众多滋腻补品中加入健脾运胃、行气助运之品。一则甘温补中，药如太子参、黄芪、山药、黄精、扁豆衣等，冀脾胃健运，杜绝痰湿之源，使气血津液得以输布；二则适量加入健脾理气、化湿消食之品，药如白术、陈皮、茯苓、薏苡仁、焦楂、神曲等，祛除痰湿食滞，使气机通畅，并可增强药食运化，消除滋补药壅塞之弊；又可起到助脾运吸收的功效，使膏方滋而不腻，收效更宏。重视补益脾胃，并非只补脾胃，若命门火衰不能生土，肾阳不足而致脾阳亦虚，自应补火温土；而脾土亏虚所致中宫不能输精及肾，则当培土壮水，有邪祛邪。总之，膏方治疗宜抓住重点，求其病本，唯以辨证论治为要。至于用药，则须虚实兼顾，寒温得宜，升降并调，气血同治，动静结合，以达阴阳平衡的目的。

（3）适应自然，阴阳平衡。平衡阴阳是膏方最根本的治法。根据自然界和人体阴阳消长、五脏盛衰的不同时间特点，用药以轻淡薄味来制作个体化的膏滋，使机体适应自然四时节令、春生夏长秋收冬藏之律，以达抗衰延年养生之效。正如《素问·四气调神大论》所云"夫四时阴阳者，万物之根本也。所以圣人春夏养阳，秋冬养阴，以从其根，故与万物沉浮于生长之门。逆其根，则伐其本，坏其真矣。故阴阳四时者，万物之终始也，死生之本也，逆之则灾害生，从之则苛疾不起，是谓得道"。所以在秋冬季服用膏方，处方往往以补阴为主。但要注意固护"阴阳平衡"，故拟方时，在补阴基础上配以益气、健脾、活血之品，擅于阳中求阴，阴中求阳，阴阳互补，以达阴平阳秘。《素问·至真要大论》云"谨察阴阳所在而调之，以平为期"，因此调整阴阳，补偏救弊，恢复阴阳的相对平衡，是治疗疾病的根本原则之一。在具体应用上，要做到"损其有余，补其不足"。

2. 膏方与既病防变

（1）膏方防其传变的原则。"治未病"的第二层含义是已病早治，防其传变。一方面疾病的发生、发展、传变是有一定规律的。《素问·阴阳应象大论》云："故邪风之至，疾如风雨，故善治者治皮毛，其次治肌肤，其次治筋脉，其次治六腑，其次治五藏。治五藏者，半死半生也。"外邪入侵由表入里的传变规律，强调有病早治，防其传变。另一方面按照阴阳五行生克乘侮的规律，掌握传变规律，做到早诊断、早治疗、防传变。《金匮要略·脏腑经络先后病脉证并治》云："见肝之病，知肝传脾，当先实脾。"明确指出已病之后，防其传变的具体办法。膏方防其传变的原则：①按制已病，防止传变；②先安未受邪之地；③祛除影响传变的病理基础。

（2）辨证辨病，结合互参。运用中医理论辨证论治，即中医辨证论治与西医辨病论治结合。随着现代中药药理学研究的不断深入，已发现中药具有确切的药理作用，如抗炎、抗肿瘤、降血糖、

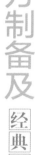
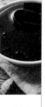

降血压、降血脂等，为膏方辨病选药提供了新的依据。在开具膏方时，可以辨证为主，辨病为辅，结合互参，提高临床疗效。如高脂血症患者可据辨病选用决明子、荷叶、泽泻、山楂、制何首乌、生蒲黄等；糖尿病患者可选用黄连、地锦草、地骨皮、玉竹等；肿瘤患者可选白花蛇舌草、藤梨根、半枝莲、猪苓、蜀羊泉等；高血压患者可选用钩藤、罗布麻根、野菊花等；高尿酸血症患者可选土茯苓、伸筋草、车前草等；慢性胆囊炎胆结石患者，可选用虎杖、郁金、金钱草、莪术等。

（3）膏方与慢病复发。临床上很多疾病常易反复发作，病愈防复发便成了一项重要的论题。《温热经纬·叶香岩外感温热篇》有"炉烟虽熄，灰中有火"之诫，慎防"死灰复燃"，讲的也是这个道理。平素体质不佳，患有慢病，此时机体正气虚弱，如果复感外邪，旧疾易发，当以膏方调理阴阳，补气养血防止复发。根据《素问·四气调神大论》中"春夏养阳，秋冬养阴"的原则，针对机体阳气四时各有不同特点，结合某些疾病的规律，产生了"冬病夏治"和"夏病冬治"的特色疗法。"冬病夏治"针对冬天阳气不足、寒从内生的时令特点，一些旧疾如哮证、喘证、痹证等易复发，这时就需要在夏季阳气充盛时，予以质重味厚之药制以膏方，使机体阴阳平衡，气血调和，脏腑功能健旺，以治疗疾病，减轻病情发作；"夏病冬治"是针对冬季阳气在内、阴气在外，一些湿热型的脾胃病相应减少，可予以益气温阳健脾的药物制以膏方，以厚脾胃，以达治疗目的。在慢病防复这一阶段，膏方采用综合处方，防治结合，寓治于防。在缓解期服用，有效缓、稳定、持久的特点，达到扶正固本和增强抗病能力的目的。膏方不仅能减少急性发作，还可使疾病向痊愈方向发展。值得一提的是，慢性虚弱性病症并非只限于冬季发生，其实一年四季均有复发风险，因此，只要条件允许或病情需要，一年四季都可应用膏方调治，以利于病情为要旨，因时、因地、因人制宜，可以充分发挥膏方祛病纠偏的治疗作用。

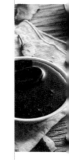

（五）古籍膏方在治未病中的应用

中医古籍中珍藏着许多疗效显著且有价值的膏方，且历代膏方各具特色。膏方是将单味或多味药根据配伍组方，经多次滤汁去渣，加热浓缩，再加入辅料，如冰糖、蜂蜜及阿胶、龟甲胶等进行收膏而制成的一种比较稠厚的半流质或半固体的制剂。膏方是丸、散、膏、丹、酒、露、汤、锭八大传统剂型之一，在养生、防病、治病等诸多方面发挥着重要作用。就功效而言，膏方侧重滋补。秦伯未曰："膏方者，盖煎熬药汁成脂溢而所以营养五脏六腑之枯燥虚弱者，故俗亦称膏滋药。"但膏方并非单纯补剂，它还具有调和阴阳、养生防病、却老全形、防微杜渐、既病防变、病后防复等诸多作用。这也正是祖国医学"治未病"思想的重要体现。

1. 历代膏方与治其未生（养生防病，却老全形）

"治其未生"是治未病的第一阶段，即人体尚处于健康状态时就应注重摄身养性，养生防病。《丹溪心法》曰："与其救疗于有疾之后，不若摄养于无疾之先。"祖国医学素来重视正气在抗邪防病中的主导地位，《黄帝内经》云："正气存内，邪不可干。""邪之所凑，其气必虚。"即把预防思想寓于养生之中，而养生的重要法则之一就是顺应四时。《素问·四气调神大论》曰："圣人春夏养阳，秋冬养阴，以从其根。"春养生、夏养长、秋养收、冬养藏，都是顺应自然变化，达到养生防病的目的。故膏方的服用季节主要在冬季，以顺应"冬主收藏"的自然规律。古籍中不乏养生防病，却老全形之膏方，且各时期亦各具特色。早期的膏方以治病为主，具"治其未生"功效的膏方相对较少。南北朝时陈延之的《小品方》中出现了最早的滋补类膏方即单味地黄煎；唐宋时膏方已开始向补益方向转变，最负盛名者当属《洪氏集验方》中"万神具足，五脏盈溢，髓实血满，发白变黑，返老还童，行如奔马……神识高迈，夜无梦想"之琼玉膏（含人参、生地黄、茯苓、白沙蜜），方中人参、茯苓健脾益气，生地黄滋养阴血，共奏益气

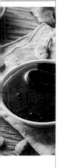

中药膏方制备及经典膏方

养阴之功，至今仍广为使用。明代在内服膏方的运用上更注重养生，如《寿世保元》中载有"益荣卫，生血悦颜色，延年益寿"功效的枸杞膏；《摄生众妙方》中载有"轻身益气，令人不饥，延年不老"功效的天门冬膏，以及"至百岁身轻气壮，积年不废，可以羽化"的金髓煎。膏方至清代已趋成熟，上至宫廷下至民间，出现了许多滋补养生、却老全形的著名膏方。《慈禧光绪医方选议》中有"平补脾元，调理胃气"功效的资生健脾膏，有"先后天皆补，气血双理"功效的扶元益阴膏；《医宗金鉴》中有"大补精髓益气养神"功效的龟鹿二仙胶等。

2. 历代膏方与治其未成（救其萌芽，防微杜渐）

"治其未成"是指在机体偏离健康状态但尚未形成疾病（相当于现代"亚健康"状态）时，及时采取相应措施调理身体，使疾病远离人体。《素问·八正神明论篇》曰："上工救其萌芽。"即是指当疾病尚处于萌芽阶段时，就应及时治疗，因此时人体正气尚盛，病邪轻浅，易于康复。就疾病的发生而论，中医学向来强调体质禀赋的重要性。《灵枢·寿夭刚柔》篇曰："黄帝问于少师曰：余闻人之生也，有刚有柔，有弱有强，有短有长，有阴有阳，愿闻其方。"又说："余闻形有缓急，气有盛衰，骨有大小，肉有坚脆，皮有厚薄。"以上所述就是体质的差异性。而膏方通过对不同体质个体的辨证论治，调和阴阳，从而达到"阴平阳秘"的状态，救其萌芽，防微杜渐。古籍中"治其未成"之膏方为数不少，且各期各具特色。如补气养血、调整阴阳之平补之剂，在唐代《备急千金要方》中即载有"治虚冷枯瘦身无精光虚损诸不足方"之抗陆膏（牛髓、羊脂、酥、生姜汁、白蜜），治羸瘦膏煎（猪脂、羊肝、羊脊膂肉、曲末、枸杞根）。从膏方的组成上不难看出孙思邈在"治未病"上主张"先食疗后药疗"，因此组方中多血肉有情之品，他认为"食能排邪而安脏腑，悦神爽志以资气血"，故应"知其所以犯，以食治之，食疗不愈，然后命药"。张景岳之两仪膏侧

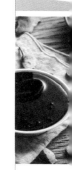

重养阴益气，熟地黄滋养肾阴，人参益气，气阴双补，因此广为使用。清代《太医院秘藏膏丹丸散方剂》中载有"治荣卫虚弱，气血亏虚"之乾坤膏，《慈禧光绪医方选议》中载有"主治气血两虚，一切不足弱症"之加味枇杷膏，二膏均为平补之剂。侧重养阳之膏方当属唐代《外台秘要》所载"补五脏，实骨髓，生肌肉"之鹿角胶煎，《清太医院配方》载"治男妇诸虚百损，五劳七伤"之河车膏。而侧重养阴之膏方，则有《圣济总录》中载"治虚劳肌瘦，膝少力，不思饮食，和益营卫，驻颜补气，滋润肌体"之补益煎等。此外，尚有一类膏方侧重脾胃中气之调养，如《太平圣惠方》所载"治脾胃气虚弱，不能饮食"之生姜煎，《寿世保元》中载有"善补脾胃，进饮食，生肌肉"之白术膏等。这些膏方侧重于对不同体质患者的调养，正是辨证论治精神之所在。至清代，膏方在以往体质辨证的基础上出现了专补肾阳之膏方，其方药味增多，多有食补之品，如乌骨鸡、莲肉、大枣、大梨、桂圆肉等。

3. 历代膏方与治其未传（既病防变，截断扭转）

"治其未传"是指既病之后，应及早治疗，防止疾病传变及进展，此即《黄帝内经》"见微得过，用之不殆"之意。治未病不仅是一种预防思想，也是运用辨证论治理论防止疾病深入的一种动态治疗思想。《金匮要略》曰："见肝之病，知肝传脾，当先实脾。"明确指出已病之后，防其传变的具体办法。《医学源流论》载："病之始生浅，则易治；久而深入，则难治。"《素问·玉机真脏论篇》云："五脏受气于其所生，传之于其所胜。气舍于其所生，死于其所不胜。"《素问·五运行大论篇》又云："气有余，则制己所胜而侮所不胜；其不及，则己所不胜侮而乘之，己所胜轻而侮之。"以上皆阐述了运用五行生克乘侮的理论来解释脏腑传变的规律，并提出了五脏传变的预后判断等。明代《摄生秘剖》载有"清心润肺，降火消痰，清肺益肾，生津止渴"之二冬膏（天门冬、麦冬），方中麦冬清心润肺，肺属金，为防金气虚而被其所不胜火乘之，故用清心之法，天麦冬皆禀少阴水精之气，又蕴金水相生之意。清代《慈禧光绪医方选议》载有润肺和肝膏（党参、生薏苡仁、麦冬、橘红、桑叶、枇杷叶、杭白芍、石斛、甘草、炒枳壳），以肺属金，肺虚易为肝木所侮，故在润肺之外，稍佐以和肝疏肝之剂，以防木火刑金，从而加重病情。

4. 历代膏方与病后防复（瘥后谨调，养正防复）

在慢性病及某些疑难病症的治疗中，虽然经过前期治疗，疾病得到了暂时缓解，但一则宿邪可能伏留于体内，二则经过治疗邪虽退而正已虚，故患者多有脏气虚衰、阴阳偏虚之象。对此类患者，应积极采取措施促进其康复及防止复发。《素问·热论篇》载"帝曰：热病已愈，时有所遗者，何也？"岐伯曰："若此者，皆病已衰，而热有所藏，因其谷气相薄，两热相合，故有所遗也。"说明中医素来重视病后防复，而膏方对此亦发挥了扶正固本、防遗防复的重要作用。宋代《圣济总录》中载有"益气养阴，健脾滋肾，治消渴后虚乏"之填骨煎（茯苓、菟丝子、山茱萸、当归、石斛、肉苁蓉、麦门冬、天门冬、五味子、人参等），类似于现代糖尿病患者稳定期气阴不足证的调养膏方。明代《寿世保元》中载有"伤寒汗吐下后，及行倒仓法吐下后，与诸症用攻击之过，以至元气耗惫，用此补之"之补精膏（牛髓、胡桃肉、杏仁、人参、山药、大枣）。

三、膏方与时令进补

（一）膏方与冬季进补

1. 冬季膏方进补的理论依据

民谚说"冬令进补，开春打虎"。中医认为，天地四时之气，春夏主疏泄，秋冬主收摄。冬季是"精气藏于肾"的时节。肾精充沛，能使体质增强。因此在冬季服用适宜个人体质的膏方，将精气、营养收纳、储存在体内，抵御来年的疾病。

（1）冬令进补是中医养生的基本原则，在《黄帝内经》中早已

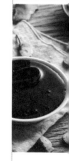

明确提出"春夏养阳，秋冬养阴""春生、夏长、秋收、冬藏""冬不藏精，春必病温"。《素问·四气调神大论》中记载，"冬三月，此为闭藏……无扰于阳，早卧晚起，必待日光……去寒就温，无泄皮肤，使气亟夺，此冬气之应，养藏之道也。逆之则伤肾春为痿厥，奉生者少"。这段文字说明冬天3个月，是万物生机潜伏的季节，不要去扰乱人体的阳气，做到晚上早睡觉，清晨一定要等太阳出来才起床，避寒保暖，不使皮肤腠理开泄，以免潜藏的阳气因皮肤开泄而消耗，导致阴精夺失。这是人与天地自然统一的冬季养"藏"的方法，也是冬季的养生之道。如果违反了这个原则，便会造成肾气的伤害，到春天就易患痿厥一类的肾病，使人体适应春季春"生"之气的能力减弱。由此可见，从古至今，冬季是四季中进补的最佳季节，所以人们长期以来就重视冬令进补，成为中医药界中的冬季重头戏。

（2）冬季是人们休养生息的时节。尤其北方，天寒地冻，居家闭户，在物质生活上、精神生活上都处于丰富多彩的时候，调补身体，正是时机，使滋养物质能在自身贮藏，为来年做好一切准备。

（3）冬季气温低，微生物不易生存，食物不易变质。冬季膏方中的成分大都营养丰富，在其他季节因气温高，不易存储。所以，冬令多制膏方调补。这也是长期调补经验的积累，据中医药文献记载，用膏方调补已有2000多年历史。

（4）秋冬季是丰收的季节，为我们提供了丰富的药食资源。如参类、坚果类、动物胶类、五谷类等，都是调制膏方不可缺失的材料。

随着生活水平的提高，工作节奏的加快，人们对自身健康日益重视，对冬令进补也越来越重视。许多慢性病患者更是喜爱冬令进补，以治病强身，延缓衰老，提高生活质量。由于中药膏方，一人一方，针对性强，既能防治疾病，又有滋补身体、改善体质、抗衰老等多种作用，加之口感好，越来越受欢迎。

2. 冬季膏方进补的原则

（1）"冬令进补"与"辨病"结合。冬令进补与外科病症结

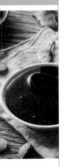

中药

膏方制备及

经典膏方

046

合，既能防治疾病，又能提高体质。例如丹毒、流火患者，冬令补方中酌加清热消肿、舒筋活络中药，可以防止来年复发；蛇丹、带状疱疹后遗神经痛患者，冬令补方中酌加养血柔肝、镇静止痛中药，可增强体质，镇痛安神；慢性骨髓炎、骨结核患者，加用补肾壮骨中药，来年可体健身轻，步履有力；多发性疖肿、面部痤疮患者，加用益气清肺中药，可使患者痤疮少发或不发，皮肤光洁生辉；淋巴结肿、瘰疬患者，加用健脾化痰、益肾补肺中药，常可消除瘰疬、痰核，健壮体质；脱疽、血管炎患者加用祛瘀通脉、滋肾补肝中药，常可使重症转危为安；乳腺小叶增生症患者加用疏肝活血、调摄冲任中药，常使多年之疾发生转机；肝胆结石患者加用疏泄肝胆、养肝柔肝中药，常使来年体质恢复，肝胆管道畅通，而使胆石症轻发、少发或不发：痔瘘患者加用清泄脏毒之品；前列腺肥大患者加用通淋除湿之品；阳痿早泄患者加用滋肾降火之品；尤其外科大手术后，例如胃、胆、肠、乳腺肿瘤手术后，肿瘤化疗、放疗后各自"辨病进补"，常使来年开春出现较大的转机，或是疾病得到缓解，或是机体得到康复。

（2）"冬令进补"与"辨证"结合。冬令进补是为了调养机体，补充人体所缺少的营养物质，增强体质，提高人体的抗病能力，因此选择利用药物必须按个体情况，进行辨证，分清寒热虚实、脏腑阴阳，合理选择温热、寒凉、甘平等药物，和益气、养血、温阳、滋阴等调养脏腑的方药方可取得祛病健身、延年益寿之功效。首先应辨患者虚之属性，是气虚、血虚、气血两虚？是阴虚、阳虚、阴阳两虚？应按虚之属性进补；二是辨患者虚之部位：心、肝、脾、肺、肾。辨明属哪一脏腑虚或是二个脏腑联和虚损，则应按虚之脏腑进行调补；三是辨患者虚之阴阳、气血与脏腑的相关性，同是脾肾两虚，须辨明脾气（阳）虚，还是脾阴虚？是肾阴虚，还是肾阳虚？还是脾肾俱虚等等，从而选择寒、热、温、凉不同药性和不同归经的药物调治，使冬令进补辨证到位（阴阳、气

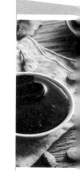

血、经络、脏腑等）。

（3）"冬令膏方进补"与"顾护胃气"结合。祖国医学早就有"脾胃为后天之本，生化之源"的说法，而金元四大家之一的李东垣就是一位极重视脾胃调治的著名专家。重视脾胃的调理，在内妇儿各科中都公认，在外科中亦甚重视，因在外科病症中，大多因"火热"致病，药治多采用三黄苦寒之品，最易损伤胃气，是其一；而冬令进补药物又多温热、滋腻、呆胃之品，过则易损伤脾胃，是其二；一些外科手术后病人、慢性外科病患者，多虚实夹杂，全身属虚，局部属实，须要审证调治，虚实兼顾，药物性味亦常有相生相左之处，均易损伤脾胃，是其三；故外科进补，特别要"顾护胃气"，顾及脾胃的功能。清代名医余听鸿论："见病不可乱补，一日误补，十日不复，服药者可不慎乎？"适量的砂仁、豆蔻、橘皮、玫瑰花、佛手片、绿萼梅、木香、川朴等芳香醒脾、理气开胃之品，可加强胃肠的消化吸收功能，从而使膏滋补而不腻，不伤败脾胃。

（4）"冬令膏方进补"与"培元补肾"结合。有好多外科病症，如瘰疬、瘿瘤、骨痨、流痰、脱疽、痹症、乳癖（小叶增生）、乳痰岩肿（术后）等，追其根本，多与肝肾不足，肾元虚亏有关，"冬令进补"考虑到与"培元补肾"结合，当可使诸种顽疾，药到病除，身体康复。"异病同治"的原则在膏方调治中尤显重要。《黄帝内经》载有："肾藏精，肾为先天之本。""藏于精者，春不病温。"冬令进补与滋肾藏精是密切相关的，不仅经典著作有述，在临床实际中，亦是有共识的，无论是慢性外科顽疾、肿瘤术后、放化疗期间，还是外科、妇科手术后康复等多与肝肾不足、肾元亏虚有关，"冬令进补"多与"培元补肾"相结合。很多病人"冬令进补"，体质增强，慢性病得到康复，来年精力充沛，抵御病邪，不受病魔的侵袭。

（5）"冬令膏方进补"的注意事项。冬令膏方进补期间注意饮食调和，切忌暴饮暴食、饮酒过度、过食生冷油腻，以免胃肠负担

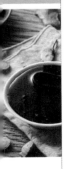

过重，影响进补膏方的吸收；进补膏方多有人参等滋补品，须忌食萝卜；进补膏方如发生胃脘闷胀、不思饮食、舌苔厚腻时，应停服或减少进服剂量3~5日，或配合芳香醒脾、健脾和胃药同服；感冒发烧、腹泻腹痛、月经来潮等应暂停进补膏方数日。

3. 冬季膏方进补的临床应用

内服膏剂分为治疗剂和滋补剂，治疗剂是以治疗具体的疾病为主，如用于治疗咳嗽的川贝枇杷膏、养阴清肺膏，治疗妇女病的益母草膏等；滋补剂则以补益人体为主，如用于补气的参芪膏、用于补血的当归流浸膏、用于气血双补的十全大补膏等。从传统医学角度看，膏方是一种具有营养滋补和治疗预防综合作用的成药；从现代医学来讲，膏方具有调节免疫、增强人体免疫功能的作用。它有别于市场上千人一方、万人一药的保健品，亦有别于一般传统的中成药。根据人体处方制作膏方，进行冬季进补，防病治病，具有独特的效果。冬令进补膏方的服用时间，宜从冬至日起大约50天的时间内服用，或服至立春前结束。如果准备一冬服两料膏方，服用时间可以适当提前。

（1）慢性病者服膏方。慢性病者服膏方约占75%。慢性病病后体虚调理有耳鸣、盗汗、脑梗、中风后遗症、痛风、糖尿病、高脂血症、肥胖病、高血压、冠心病、心律失常、胆囊炎、胆结石、肝炎，风湿性、类风湿性关节病等。冬令季节，是对慢性病患者调治的好时机。可以采用边补边治的方法，以促进疾病的治疗和康复。

（2）亚健康者服膏方。所谓亚健康者，有些因为工作、生活压力、劳动强度大，精神紧张、脑力透支；或因为不良的生活习惯致人体正常生理功能下降，机体防御能力减退等，这就需要及时进行整体调理。亚健康者服膏方约占30%，常见有虚劳、反复感冒、心悸、胸闷、健忘、不寐、脱发、消化不良、便秘等。

（3）老年人服膏方。冬令进补，能增强体质，延缓衰老。老年人的各项生理功能都趋向衰退，服膏方约占45%。可调治双腿无

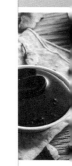

力，步履艰难，慢性支气管炎，眩晕、眼花，夜尿频数（体检肾功能未有异常），颈、腰疼痛、难以屈伸及皮肤瘙痒等诸症。

（4）女性服膏方。女性服膏方约占55%。主要有月经病、更年期综合征、骨质疏松症、贫血、郁证、尿路感染等。

（5）儿童服膏方。儿童服膏方约占3%。对小儿可根据生长需要适当进补，尤其是有反复呼吸道感染、哮喘、厌食、贫血等症的体虚患儿，宜调补。

（6）疾病康复期患者服膏方。疾病康复期患者服膏方约占30%。病后、手术后、出血后处于康复阶段者，包括肿瘤患者手术、化疗、放疗后，可服用膏方调理。

（二）膏方与夏季养阳

在许多人的印象中，会把膏方和冬令进补画上等号。其实，夏季也是适合吃膏方调补的季节。中医传统理论认为：春养生气，夏养长气，秋养收气，冬养藏气。其中夏养长气，包括冬病夏治的各种手段，同样也可体现在膏方的进补。近年来，随着生活水平的不断提高和保健意识的进一步增强，人们在冬令进补的同时，对夏季进补也越来越重视。

1. 夏季膏方的理论依据

（1）春夏之养阳，养生宜顺时。《素问·四气调神大论》云"夫四时阴阳者，万物之根本也，所以圣人春夏养阳，秋冬养阴，以从其根"，是中医因时制宜养生原则之一。夏季在五行属心，心属火。《内经》说"春夏养阳，秋冬养阴"。夏季养生主要是养阳，因为夏季最易耗伤人体的阳气。中医学在认识人体的功能状态时，将其与四时特性及其更替演变规律相结合，形成了四时五脏阴阳的体系。《素问·四气调神大论》中将四季的特性归纳为"春生、夏长、秋收、冬藏"。其中又曰："……夏为寒变，奉长者少……夏三月……夜卧早起，无厌于日，使志勿怒……若所爱在

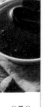

外，此夏气之应，养长之道也。"可见，一年四季，气候的变化是按着春温、夏热、秋凉、冬寒的规律在交替和更迭。人类在这种气候变化的影响下，也要按生、长、收、藏的规律顺应自然界的变化，养生保健乃至治疗上都强调顺时而治的原则。

阳气分成两部分，一是先天之阳，也就是元阳；二是后天之阳。先天之阳来自父母的遗传，它相当于一个火种，一个能量棒；后天之阳，来自我们吃的食物。就像一堆篝火，仅有火种是不够的，还需要木材，这堆火才能持续地燃烧。肾，就是我们的先天火种；脾胃，就是我们的后天木材。从这个意义上说，阳虚最大的一个特点就是火力不足，从自我感觉上，就是一个字"冷"。因此，人体之阳，主要来自先天之本肾以及后天之本脾胃，当我们说到阳虚之时，主要指的是脾和肾之阳虚。

补益虚损是膏方调治中最主要也是最具有优势的。临床上，不论春夏秋冬，只要见到虚象，都可以采用补法治疗。现代膏方，由于要适应不同的疾病谱，故已经不同于以往一味进补的原则，而是在治疗的基础上进行调补，即"补虚同时兼顾治疗"，既有针对疾病治疗的药物，又有调理健身之品，所谓"寓治于补"。

夏季暑、湿二气为其主令，且常夹有火热之气。暑为阳邪，性炎热、外散，易伤津耗气；湿为长夏之气，故夏季为一年之中湿气最盛的季节；湿为阴邪，其性重浊、黏腻，易阻遏气机，损伤阳气。因此，夏令膏方，针对部分暑湿之邪较重，常感昏沉倦怠乏力、不思饮食者，以清补为主，重在健脾除湿、清热消暑。夏季心火旺盛而肾水虚衰，针对慢性肾病患者重在补益肾水。故夏令膏方调补以益气补肾、健脾化湿、理气活血、调和阴阳为主，通过调补可使精气保藏，阳气固摄，不使阳气外泄，从而达到提高机体免疫力、减少疾病复发、康复体健之目的。

（2）既发治其标，未发治其本。同冬病夏治之敷贴一样，夏季膏方在防治肺系疾病秋冬发病应用中有独特优势。其方法与原理主

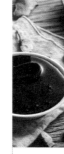

要是在夏季阳气旺盛之时，治以辛温药物，取其同气相求之理，温壮人体肺气，杜绝"肺为储痰之器"之痰的形成原因及条件，从而增强肺主气司呼吸、主通调水道、主宣发肃降、主治节等功能，收复耗散之气，散"宿根"之邪气，使正气渐复，阳气渐旺，抗病力增强，从而减少秋冬季节的发病率，或缓解疾病发作时的症状，以达到扶正祛邪的目的。

（3）冬病之夏治，防患于未然。人体自身阴阳的正常生理状态是春夏阳盛于外而阴盛于内，秋冬阴盛于外而阳盛于内，如此人体之阴阳才能平衡而不易发病。清·张志聪提出："春夏阳盛于外而虚于内，故当养其内虚之阳；秋冬阴盛于外而虚于内，故当养其内虚之阴。"《本草纲目》中更有关于四时用药的具体措施："春月宜加辛温之药，如薄荷、荆芥之类，以顺春升之气；夏月宜加辛热之药，如香薷、生姜之类，以顺夏浮之气；长夏宜加辛温之药，如人参、白术、苍术、生姜之类，以顺化成之气。"医者于盛夏顺应气候季节，并结合体质、症状正确应用膏方，有助于扶助人体阳气，提高人体免疫力，从而消除或减轻患者冬季的不适，达到防病治病的目的。

2. 夏季膏方进补适宜人群

因夏季天气炎热，人容易出汗，从中医角度来说，人体的阳气容易外泄，此时开具夏季膏方，最适用于以下几类人群：一是患有慢性气管炎、哮喘、支气管扩张、关节炎等，在冬天容易发作或加重者。二是中暑、疰夏、胃肠功能紊乱者。三是前一年冬天采用膏方调补后自觉有效，但半年后药力已尽，需继续进补者，即进行"进补接力"。四是一部分特殊人群。如小儿久咳不愈、厌食、贫血等；女性朋友想通过调节气血，达到驻容养颜、抗衰老作用；处于亚健康状态的中青年，即没有可确诊的慢性病，但长期易疲劳、易感冒、睡眠不实、工作压力过大者；老年人脏腑功能低下，想通过进补，恢复脏腑气血阴阳平衡，以达到抗衰延年的目的。

有些人可能会担心，夏天服膏方会出现腹胀、胸闷、上火等不良反应。中医强调辨证施治，有经验的中医师在开处方时，会将"辨病"与"辨证"相结合，并注意到夏令易发的疾病，一般会以清补、保津、益气的药物为主，减少使用冬季膏方中常用的温补药材。必要的食物，如蜂蜜、芝麻、胡桃肉、银耳等，也会因人而异，合理选用。正式吃膏方前一般要先吃"开路方"。因为夏季的暑热中多夹杂着湿气，湿气太重，肠胃功能就容易受损。因此，先用开路方调理好肠胃功能，才能有利于后续膏方的消化吸收。此外，平时的饮食中也要多吃一些具有化湿降浊作用的蔬菜，如冬瓜、番茄、芦笋等。

3. 夏季膏方特点及宜忌

（1）夏季膏方"存正于内，御邪于外"。《内经》云："邪之所凑，其气必虚。""正气存内，邪不可干。"外界变化无法预测，保存正气、强壮自身以应万变，则是最好的策略，即所谓"存正御邪"。《内经》云："邪不能独伤人，此必因虚邪之风，与其身形两虚相得，乃客其形。"即仅有外邪不能伤人，须适得虚邪之风，加其正气已虚，虚邪与正虚两虚相得，外邪方能乘虚袭入而获病。圣人不治已病治未病，不治已乱治未乱。故注重调摄，保护正气避免病邪袭伤，是防止疾病发生的最佳方法，是养身的最终目的。

（2）夏令膏方补土运中。人体的正气充盛，机体的免疫功能提高，抗病能力增强，由扶正达到抗邪祛邪，不治病而其病可愈，这就是膏方的特色。冬令进补，药力虽宏，但不足为一年所需，今人工作之强度，竞争之剧烈，饮食之失调，睡眠之不足等远胜于以往。多数在冬令服用膏方调补者，经次年春夏两季的消耗，所服补膏之药力已尽，故每至秋季，其精力下降、抗病力弱、容易感冒等各种状态又复萌发，可采用夏季膏方进补。

（3）夏令膏方与冬季膏方的处方不同。因夏令阳强，腠理发泄，汗出颇多。张仲景有"多汗伤阴，过汗亡阳"之说，叶天士有

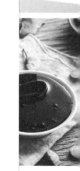

"暑热伤气" "暑热伤阴" 之说。夏令汗出过多，人体气阴损伤，再则暑必夹湿，湿困中焦，枢轴为之不利，中运有所失常。故所开的夏令膏方虽然也突出补法，但与冬季调补不同。冬令膏方以补肾为主，兼及五藏；夏令膏方则重在脾土，兼及肺肾，以轻补津气为要务。夏令用补不能一味呆补，须防助湿壅中而碍脾运，反而滋生其他病变，因此夏令补膏宜以轻补通补为总则，以运中化湿之品为大法，益气生津为要务，酌情佐入补养肺肾之品。夏令膏方用药的数量与药味的剂量也宜相应减少，尤其对于阿胶、熟地黄等滋腻厚味之品，更需注意正确掌握。

（4）夏季膏方应用注意。①温而不燥。养阳不忘护阴。应用夏季膏方首先要考虑到季节、气候因素，因暑热之邪，容易侵袭肺卫，耗伤津气，且热蒸肌表，腠理疏松，易大量出汗；再者肺为娇脏，喜润恶燥。因此夏季膏方中辛温燥烈之品宜慎用，以免内外相合导致人体气阴两伤。即在坚持"春夏养阳"的基础上辨证、辨体选用温助阳气的药物时，不可选用过于辛温燥烈之药，以免过度消耗人体阴津，加之夏季汗出较多易造成阴血不足、筋脉失养、引发内风。医者在处方用药时应全面考虑，适当用些滋养阴津的药物，以保证人体阳气阴血和调。②滋而不腻。补益不助时邪。膏方本为滋补之品，药性滋腻，若与夏季暑湿之邪相和，则不但困阻脾胃，影响药物的疗效，而且容易衍生其他疾病。因此夏季膏方应首先注意兼顾健脾化湿，用药不可过于滋腻，以免外邪乘机为患，困遏脾胃。尤其要考虑到患者平素的脾胃功能，对于痰湿体质的人群，膏方兼以健脾化痰、利湿行水为主，选药多用苍术、砂仁、藿香、厚朴、佛手。而对于湿热质人群，平时易患疮疖、热病，对夏末秋初湿热气候或夏季高温环境较难适应，膏方应谨慎使用，如遇兼有气血不足者，调理时宜配伍清热解毒、利湿消浊之品。因此临床常用芳香化湿、醒脾开胃之药物，如藿香、佩兰、炒白术、薏苡仁等配伍佛手片、广木香、炒枳壳、苏梗、橘红等行气健脾药物。

中药

膏方制备及

经典膏方

（5）夏季膏方宜忌。临床上膏方的服用方法，一是根据患者的病情，二是结合"五运六气""五行理论""脏气法时"等综合因素，三是考虑患者的体质及发病的季节、气候、地理条件等因素，尽量做到因人、因时、因地制宜。三伏天是一年中天气最炎热、人体阳气最旺盛的时候，此时及其前后服用膏方效果最好。

在夏季膏方服用期间，如因误食所忌饮食，常能使膏方的疗效降低，或引起不良反应。如服含有人参、黄芪等补气的膏方时，应忌食萝卜，因萝卜是破气消导之品。服膏方时一般不宜用茶叶水冲饮，因茶叶能解药性而影响疗效。如属阳虚有寒者，忌食生冷饮食；如属阴虚火旺者，则忌辛辣刺激性食物；如为哮喘病者，宜忌食虾蟹腥味等。此外，如遇感冒发热，伤食腹泻等，则应暂停服用膏方。

4. 中药膏方在冬病夏治中的应用

"冬病夏治"是指冬天好发的疾病，在夏天进行治疗。"冬病夏治"作为中国传统医学的一个特色疗法，符合中医"急则治标，缓则治本"的治疗原则，其机制是利用夏季气温高，机体阳气较为充沛的有利时机，调整人体阴阳平衡，使一些宿疾，尤其在冬季感寒后易反复发作的疾病得以恢复。

（1）中医学对冬病夏治的认识。人体的阴阳是矛盾的统一体，阴阳失衡，则导致疾病的发生。夏天是一年中阳气最盛的季节。阳盛伤阴，暑热伤气，因此从季节来说，夏季对于人体健康的影响较大，如果人体质虚弱，操劳太过，以及精神压力沉重，则对身体健康的影响更大。夏季的天气特点可以概括为暑、湿，即气温高、湿度大。在这样的气候条件下，人体各种生命活动较为亢进，能量与营养物质被大量消耗，体液损失多，机体的代谢不平衡，容易出汗、口渴、心情烦躁、食欲低下、全身无力、记忆力减退、头昏脑涨，等等。如果不能及时、科学地进补，人体就会发生功能紊乱、脾胃功能减退、食欲不振等状况，"疰夏"——夏天"无病三

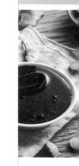

分虚""虚为夏病之本"的说法也是这么来的。一些体质较差、营养不良或者劳累过度的人，对暑热的抵抗力差，难以适应炎热的气候，所以往往会生各种暑病。还有一些好发于冬天，或在冬天病情加重的病症，如慢性气管炎、哮喘、关节炎，等等，适宜在夏天采用膏方调补，鼓舞正气——正气强则邪气退，冬天可以减少发病或使症状减轻，这就是当前常用的"冬病夏治"方法。

（2）对中药膏方冬病夏治的认识。中医讲究天人合一的整体平衡，因此十分重视四季不同气候对人体的影响，夏天的气候与冬季不能同日而语。在夏天，一方面炎暑下逼，使人津气两伤，精神倦怠；另一方面暑天多湿，伤脾胃，影响人体的食欲与消化吸收功能。夏季人体的体质特点是体虚夹邪、虚实夹杂，所以夏天进补比冬天困难，尤其在夏天采用膏方进补，其处方的重心、所用药物的品种、剂量与主次配伍等方面与冬季迥然不同。如果把冬天的膏方拿到夏天服用，也许难以发挥补益的功用，可能会由于膏方滋腻敛湿，反而影响胃肠的正常功能，甚至出现适得其反的结果。故主张春季应平补，夏季应清补，秋季应润补，冬季应温补。很多冬季好发的慢性病可以反季节吃膏方，比如哮喘、宫寒痛经、慢性支气管炎、风湿关节炎等，多是阳虚体质的人群。夏天阳气旺，在夏天吃清补性的膏方，有助于根治和缓解疾病。所以对于膏方，不一定非得在冬天进补。

（3）中药膏方冬病夏治的适应证。某些疾病冬季好发，如支气管炎、支气管哮喘、肺气肿、过敏性鼻炎、风湿及类风湿性关节炎、肩周炎、结肠炎、冻疮、胃病、颈椎病、慢性腹泻、感冒、部分虚寒性妇科病、背虚引起的腰痛等疾病，可以利用夏季气温高、机体阳气充沛的有利时机，采用中药膏方辨证用药，调整人体的阴阳平衡，增强机体免疫力，减少冬天发病次数，达到标本兼治的目的。一般来说，"冬病夏治"的膏方应在每年的初伏、中伏、末伏连续服用。三伏天是一年中天气最炎热、人体阳气最旺盛的时候，

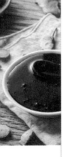

此时容易接受调补。

5. 夏季膏方的临床应用

经过多年临床实践，一剂膏方的药力作用不足以维持半年以上，当冬令服药以后至夏末秋初时药力已减，可据体质续服夏令膏方，使人一整年都精力充沛。临床上需根据夏令气候引起的人的体质特点，在具体用药时，对药味、剂量、主药、配伍以及辅助药物必须进行相应的改进，以符合病人的需要，减少碍胃等膏方副作用的产生。一剂夏令膏方，药味总数一般在15～20味，若必须结合治疗疾病者，药味总数可适当增加，其中理气和中芳香化湿的药物3～4味，其余多为健脾益气生津类药物。理气化湿和中常用中药为砂仁、白豆蔻、藿香、陈皮、茯苓、薏苡仁等，按湿邪程度与中运情况掌握。夏令多湿，湿家忌甘，冰糖虽然质纯，但甘能敛湿，用量宜相应减少，每剂为200～300g。阿胶味厚滋腻，有碍中运，在夏令酷热多湿之季，亦不宜多用，每剂夏令膏方的胶类药物总量以200～250g为宜。

四、膏方调治的基本原则及常见病调治原则方法

（一）膏方调治基本原则

1. 调整阴阳平衡为中心

《素问·生气通天论》曰："阴平阳秘，精神乃治；阴阳离决，精神乃绝。"而"阴平阳秘"是《黄帝内经》运用阴阳五行理论对人体生命整体动态平衡规律的总结，是对生命存在中的各种功能联系及对立统一的抽象概括。这里的"平"和"秘"是分别对"阴"和"阳"的状态的一种规定。"阴平"和"阳秘"分别都有其特定的内容。首先，"平"是对于阴状态的一种规定。"阴平"，即"阴气和平"，是阴的最佳状态。其次，"阳秘"，是对于阳状态的一种规定。"阳秘"，即"阳气固秘"，是阳的最佳状态。也就是说在正常情况下，人体需处于阴阳平衡，即"适中"状

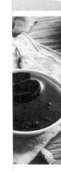

态；若阴阳失衡，即有发生疾病的可能。而膏方是补虚疗疾、增强体质、抗衰益寿的一种疗法，所以拟定膏方时，其核心在于"调整阴阳"，即服用膏方后人体以期达到"阴平阳秘"的效果。

2. 三因制宜调膏方

（1）因时制宜。《黄帝内经》认为"人以天地之气生，四时之法成"，"顺四时变更之道，逆之则灾害生，顺之则苛疾不起"。"四时变更之道"是指一年四季"春生、夏长、秋收、冬藏"变化的规律。顺应这些规律来养生保健，重大的疾病就不会发生。《黄帝内经》谓"冬三月，此谓封藏"，"藏于精者，春不病温"。冬季是岁末，也是一年最冷的季节，万物生机闭藏，阳气潜伏，昆虫蛰伏，大地冰封，自然界的生物处于冬眠状态，人体的新陈代谢也处于相对缓慢的水平。根据冬季"闭藏"这个自然规律，冬令进补能使营养物质转化的能量及时充分地吸收、贮存于体内，滋养五脏，养精蓄锐，以提升来年春天新一轮的生发功能。

（2）因地制宜。地域气候差异、地理环境和生活习惯的不同在一定程度上影响着人体生理活动和脏腑功能，甚至心理活动。《黄帝内经》指出：东西南北中五方由于地域环境气候不同，人文生活方式与饮食习惯不同，易患不同病症，治法随之而异。因此膏方治未病须与地同纪，遵"因地制宜"之法则。

（3）因人制宜。《黄帝内经》云："余闻阴阳之人，何如？伯高曰：'天地之间，六合之内，不离于五，人亦应之。……先立五形金木水火土，别其五色，异其五形之人，而二十五人具矣。'"根据人体的脸形、体型、肤色、心理特征等方面的差异，归纳出木火土金水五种不同的体质类型。

①木形人。木形之人，比于上角，似于苍帝。其为人，苍色，小头，长面，大肩，背直，身小，手足好。有才，劳心，少力，多忧，劳于事。能春夏，不能秋冬，感而病生。木形易感之人多风气，风气通于肝，要注意的脏腑是肝与胆，其次是筋骨和四肢，多

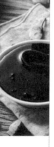

具有肝、胆及神经精神系统疾病的潜在易感性。

膏方调理原则：对于木形易感体质的人群，膏方以养阴、柔肝、解郁为主，多服疏肝健脾、清热祛湿的中药，如柴胡、玫瑰花、菊花、郁金等。

②火形人。火形之人，比于上徵，似于赤帝。其为人，赤色，脱面，小头，好肩背、髀腹，小手足，行安地，疾心，行摇肩，背肉满。有气，轻财，小信，多虑，见事明，好颜，急心，不寿暴死。能春夏，不能秋冬，秋冬感而病生。火形体质易感之人要注意的脏腑是心脏与小肠，其次是血脉及整个循环系统，多具有心脑血管系统疾病的潜在易感性。

膏方调理原则：对于火形体质易感的人群，膏方以清养心血为主。常选用莲子、玉竹、鳖甲、龙眼肉等药性甘温或甘平、质地滋润的药物。

③土形人。土形之人，比于上宫，似于上古黄帝。其为人，黄色，圆面、大头、美肩背、大腹、美股胫、小手足，多肉，上下相称，行安地，举足浮。安心，好利人，不喜权势，善附人也。能秋冬，不能春夏，春夏感而病生。土形体质易感人群要注意的脏腑是脾与胃，其次是肠及整个消化系统。治未病的重点是阴阳并重，形神兼养。

膏方调理原则：对于土形体质易感的人群，常用甘温之品以补脾胃之虚，以维护脾胃为主线，使服用膏方后，胃中舒适，消化吸收功能增强，从而达到祛病、补益的目的。

④金形人。金形之人，比于上商，似于白帝。其为人，方面，白色，小头，小肩背，小腹，小手足，如骨发踵外，骨轻。身清廉，急心静悍，善为吏。能秋冬，不能春夏，春夏感而病生。金形体质易感人群多易表现为肺气虚，需要注意的是肺和大肠，其次是气管及整个呼吸系统。人体五脏与自然界四时相应，与秋季相通，燥为秋天的主气，而肺为清虚之体，秋燥最易伤肺，金形人为阴阳

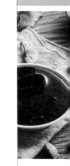

相对平之人，但是金形人多有肺脏方面疾病的易感性。

膏方调理原则：对于金形体质易感的人群，膏方以养护肺金为要，常选用百合固金膏（清·《医方集解》）加减，百合、熟地黄、麦冬、川贝母、玄参、地黄、当归、白芍以清肺润肺、生津增液为主，因其还能促进肠胃蠕动，促进新陈代谢，让肌肤充满弹性与光泽。

⑤水形人。水形之人，比于上羽，似于黑帝。其为人，黑色，面不平，大头，廉颐，小肩，大腹，动手足，发行摇身，下尻长，背延延然。不敬畏，善欺绐人，戮死。能秋冬，不能春夏，春夏感而病生。水形体质易感人群要注意的脏腑是肾与膀胱，其次是脑与泌尿生殖系统。水形人禀冬气而生，身体内阴气盛而阳气多偏不足，所以多具有阳虚阴寒疾病及肾脏方面疾病的潜在易感性。

膏方调理原则：对于水形体质易感的人群，膏方以甘温益肾为主，常配伍补气、温通之品，此外还应注意适当配合补养精血的中药，使"阳得阴助"，才能"生化无穷"。常选用黄精、党参、黄芪、山茱萸、旱莲草、龟板、巴戟天、阿胶、何首乌等中药。此类体质的人群不可妄用苦寒清热的药物，以免伤害人体生生之气。

3. 选药基本原则

（1）膏方是多种药物的组合体，以下4类药不可或缺。

①足量的扶正滋补药。此类药物是膏方的主要成分。可根据患者不同的体质、虚证的性质和程度，选用适当、足量的补益药物以扶助正气、滋补虚损。如气虚患者以四君子汤、补中益气汤为代表方；血虚患者以四物汤、当归补血汤为代表方；阴虚患者以麦味地黄丸、左归丸为代表方；阳虚患者以金匮肾气丸、右归丸为代表方；气阴两虚者以黄芪生脉饮为代表方；气血两虚者以八珍汤、十全大补汤为代表方；阴阳两虚者以地黄饮子为代表方。总之，膏方中补益药占主导地位。

②适量的治病祛邪药。对于原有慢性疾病的患者，可选用适量

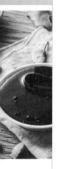

的对症治疗药加入膏方中，以期缓收治疗效果。

③少量的健胃助运药。膏方服用时间长，而且方中多为补益之剂，味厚滋腻，阻碍胃气，且脾胃是气血生化之源，患者的脾胃需要一定的时间来适应补益之剂，所以膏方中加入少量健胃助运药，有利于脾胃运化，从而补而不腻，疗效更彰。对禀赋不同者，要辨证施治。如体质湿热者，可适当用苦温药，如厚朴、姜半夏、砂仁、蔻仁等；对阴虚体质者，可用味薄气轻的花类药，如佛手花、玫瑰花、绿梅花、代代花、香附等。

④矫味剂和赋型剂。膏方由中药熬制而成，口味较苦，为适合较长时间服用，需加入矫味剂，一般多用冰糖，每料膏方可用250~500g，肥胖或高脂血症者适当减量，糖尿病患者可用木糖醇250~ 500g代替。赋型剂为胶类药，从性质上可分为素膏和荤膏，素膏如琼玉膏、枣泥膏、桑葚膏、蜜糖等；荤膏即阿胶、龟甲胶、鳖甲胶、黄明胶、鹿角胶等。在胶类的选择上，也要考虑到患者的体质和病情的需要。如阴血虚的患者可选用阿胶、龟甲胶；阴虚内热者选用鳖甲胶；阳虚者可选用鹿角胶；阴阳两虚者可选用龟鹿二仙胶。

（2）4个注意事项。

①平衡药性。膏方是较长时间服用的补益之剂，组方需四平八稳，且中药有四气五味、厚薄轻重、升降浮沉之别，故膏方药物之间的配伍要考虑药性动静结合、药效疏补相宜，切不可一味补阴或补阳，要记住"善补阳者，必于阴中求阳，则阳得阴助而生化无穷；善补阴者，必于阳中求阴，则阴得阳升而泉源不竭"。

②慎用通便药。便秘患者服用膏方，因膏方是较长时间服用的药物，一旦通便药过量，则不能随时调整，故在膏方中应慎用。若便秘患者服用膏方时，可另外加服通便药物，以求稳妥。

③慎用温热药。虽然温热药如附子、肉桂、巴戟天有补肾阳、益精髓、强筋骨之功，但应辨证使用。因温热药多温燥，常伤阴助

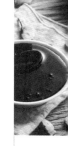

火，故不能大剂或长期使用，若用最好适量，并加一定量的滋阴药以佐制温热药性。

④注意个体差异。在开膏方前，首先通过望闻问切，对患者病情和体质情况做一分析，然后确定具体的治疗方法，最后拟定处方，所以膏方是因人处方，度身定做，对证下药，针对性强。

（3）一个开路方。中医遵循"虚则补之，实则泻之"的治疗原则，若人体内有实邪或因虚而致邪留滞，应在进补前首先祛除邪气，故"开路方"是为"实邪"所设。医生经过辨证，对求膏者的体质、脏腑功能有进一步的了解，凡体内有湿阻、瘀血、痰浊、食积、气滞等实邪留滞或有新感外邪，都可通过先服用开路方以清除内外实邪，疏通气机，防补益壅滞及闭门留寇之患；同时调理脾胃功能，以防碍胃。"开路方"也不是人人需要服用，如果脾胃健运、无实邪者，则可直接服用膏方。

4. 顾护脾胃，调补五脏

脾与胃互为表里，为气血生化之源。《素问·灵兰秘典论》云："脾胃者，仓廪之官，五味出焉。"人体所需之水谷精微有赖于脾胃的运化。饮食入胃，胃主受纳，脾主运化。脾主升，则水谷精微得以输布；胃主降，则水谷及糟粕得以下行。如饮食失节，食滞胃肠，脾虚湿困，胃失和降，影响脾之升清降浊，进而影响脾胃的运化吸收功能。膏方的组成，大多含有补益气血阴阳的药物，其性黏腻难化，若一味峻补，则厚味碍胃，重浊困脾，出现腹胀、脘闷、腹泻、纳呆等脾胃气机郁滞的症状，导致"虚不受补"。因而制定膏方时必须顾护脾胃，于众多滋腻补品中加入健脾运胃、行气助运之品，如陈皮、半夏、枳壳、鸡内金、神曲、山楂、谷麦芽、砂仁等药物，既可消除补药滋腻之性，又可起到助脾运吸收的功效，使膏方滋而不腻，收效更宏。

《灵枢·五癃津液别》曰："五谷之津液，和合而为膏者，内渗入于骨空，补益脑髓。""人之所有者，血与气耳。"气血所

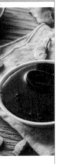

生，脾与胃也，亦赖于肝肾的化生。"肾主骨，肝主筋"，凡气血不足，五脏亏损，体质虚弱，或因外科手术，产后以及大病、重病、慢性消耗性疾病恢复期出现各种虚弱诸证者，均可通过膏方补益气血，调补肝肾，提高机体抵御病邪的能力，延缓衰老。补气者，以四君子汤为主；补血者，以四物汤为主；补肝肾者，以六味地黄为主。

5. 治宜医术高精

膏方的组方是一门学问，故对其制定者——医生的要求不仅要有坚实的理论基础，还要有丰富的临床经验和高度的责任心，这样才能保证膏方的质量和疗效。中医膏方俗称为"膏滋药"，有着悠久的历史，早在西汉《五十二病方》中就有记载。明清以来膏方的运用上至宫廷御用，下至民间滋补养生，膏方有了更大的发展。如《寿实保元》中的"人参膏""琼玉膏"等。在现代，随着社会的不断进步和广大人民群众日益增强的健康保健意识，中医膏方更是发展迅速。膏方不同于其他补药、补方，它具有补中寓治，治中寓补，补治结合的特点。凡因病致虚、因虚致病或慢性、顽固性、消耗性的疾病均可用膏方调养。而且膏方服用方便，便于保存，已为越来越多的人群所接受。

（二）常见病调治原则方法

1. 膏方调治高血压原则方法

（1）肝肾为要，滋阴潜阳。本病病位与肝肾关系密切。《黄帝内经》指出"诸风掉眩，皆属于肝"，即认为眩晕为病责之肝脏。肝为风木之脏，内寄相火，体阴而用阳，肝阴不足，阴不潜阳，则肝阳上亢；情志不遂，肝郁气滞，疏泄不足，易致气滞血瘀；肝气郁结，木气横逆乘土，肝旺脾虚，运化失司，易生痰湿。又肾为先天之本，水火之脏，内寓阴阳，就膏方补益功效而言，调补肾之阴阳，可调达整体阴阳平衡；就本病而言，肝肾同源，肝肾阴液共荣共衰，精血衰耗，水不涵木，木不滋荣，故肝阳偏亢。根

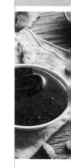

据临床经验，高血压患者中以肝阳上亢或阳亢阴虚者最多见，证见眩晕耳鸣，头项胀痛，面赤口苦，烦躁易怒，每遇情志波动或劳累而头晕、头痛加剧，少寐多梦，或兼见五心烦热、盗汗、腰膝酸软等，舌红，苔黄，脉细弦。治宜调补肝肾，滋阴潜阳；常投以天麻钩藤饮合六味地黄丸加减。

（2）脾胃为本，补气升提。膏方用药须以脾胃接受为度。叶天士提出"食物自适者，即胃喜为补"之说，意在指出人体对饮食的喜好反映其脏腑寒热虚实之需。"胃喜为补"的另一要义在于，脾胃为后天之本、气血生化之源，膏方进补有赖于脾胃消化，方可达到调补目的；正所谓"脾主中央，灌溉四旁"，膏方的制定，应顾护胃气，适当加以健脾开胃之品，以复中焦升降功能。应对阴虚质患者，常以佛手、玫瑰花、香橼皮等味薄气轻之品健脾助运；如遇患者脾虚湿胜明显，证见胃纳欠佳、脘腹闷胀、舌苔厚腻、脉滑等，常予苍术、厚朴、枳实、陈皮、神曲、炒谷麦芽等组成开路方，服用1～2周，先化湿健脾以清源，后据其药效反应再固本。李东垣曰："喜怒不节，起居不时，有所劳倦，皆损其气，气衰则火旺，火旺则乘其脾土。"据此，高血压病患者中亦有因忧思劳倦、饮食失节，伤及于脾，脾失健运，气血生化无源，而致中气不足，清阳不展，脑失所养，上虚则眩；此型患者多为年老体弱，精血渐亏者，证见眩晕，动则加剧，遇劳即发，唇甲不华，倦怠懒言，少气无力，纳少，便溏，舌淡，脉细弱，故治疗不应拘泥于平肝潜阳，当予补气升提，健运脾胃；常重用补中益气汤。

（3）络脉为病，化痰祛瘀。《丹溪心法》有"无痰不作眩"之说，《医学正传》提出"瘀血致眩"之论；高血压为病，随病程进展，气血阴阳失衡加剧，脏腑功能渐衰，久病入络，可致痰浊瘀阻为患；现代络病理论研究还发现高血压病是诸多原因引起络脉病变，其中痰浊、瘀血可使脉络中气血运行及津液输布失常，致使络脉阻滞，进而损及机体阴阳气血、脏腑功能的平衡。因此，理论上

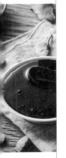

痰瘀互结、损及络脉是高血压发病的病机之一；然而，临床上痰瘀互结型高血压较为罕见，而多偏于阳亢痰浊者，证见眩晕，头重如蒙，胃脘闷胀，恶心，纳少，舌红苔黄腻，脉濡滑。治拟化痰祛瘀通络，偏于阳亢痰浊者，方用天麻钩藤饮合半夏白术天麻汤；偏于阳亢血瘀者，方用天麻钩藤饮合补阳还五汤。

2. 膏方调治肺系疾病原则方法

治疗肺部疾病一般临床以"谨察阴阳之所在，以平为期"为膏方运用的总原则，重点在于顾护胃气以及顾及"三个平衡"。

在肺系疾病的调治中应遵循治肺不离肺，治肺不独肺的原则，通过调整全身各脏腑功能，达到防治肺系疾病的目的。膏方在肺系慢性疾病的运用日益广泛，近年在防治肺系慢性疾病中取得了较好的疗效。《黄帝内经》云："五脏六腑皆令人咳，非独肺也。"其中与肺关系最为密切又属脾、肾两脏。

国医大师邓铁涛教授始终重视脾胃学，认为调脾胃可以安五脏，擅长以脾胃为中心论治五脏。其在运用膏方调治养生中尤其重视脾胃，认为许多慢性病患者脾胃已虚，膏方滋养填补之剂都有滋腻碍脾之流弊，固护脾胃尤为重要。在临床运用膏方时兼以固护脾胃之气，再者胃肠本薄弱之体，滋腻、苦寒之品最易伤脾胃而阻碍脾土运化，故临床应用多加助运之品，如木香、陈皮、枳壳、砂仁、莱菔子等。

3. 膏方调治慢性肝病原则方法

慢性肝病主要见于慢性病毒性肝炎及其相关性肝硬化，其次是酒精性肝病以及非酒精性脂肪肝。而对于这些患者或处于亚健康状态的乙型肝炎病毒（HBV）携带者，通过辨体、辨证、辨病、辨时相结合，四诊合参，方能遣方用药。

（1）重构阴阳平衡。慢性疾病是由于脏腑气血阴阳亏虚或失调而致的慢性病症，是以"气血不足、阴阳失调"为特征。气血阴阳的失衡是疾病发生的基本原理，阴平阳秘是保证正常生命活动的

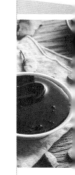

基本条件。膏方与普通处方一样，需要以辨证为基础，同时结合个人的体质特点、慢性原发性疾病的病情，确定脏腑气血阴阳虚损之所，进而调治。常以补中益气汤、八珍汤为基础方，临床常用黄芪、淫羊藿、白术、红景天、铁皮石斛等加减。

（2）活用仲景之法，通补兼施，升降相宜。在肝病慢性发展过程中，以肝郁脾虚证多见。临床上慢性肝病患者常见胁肋隐痛、腹部胀满、体倦乏力、纳呆便溏等症。张仲景在《金匮要略》提出："见肝之病，知肝传脾，当先实脾。"在慢性肝病患者的膏方中可活用仲景治肝之法，以疏肝健脾为基本大法，佐以护胃理气。常谓"脾主中央，灌溉四旁"，膏方多含胶糖厚腻之品，脾胃素虚者不易克化，久服可增加胃脘胀闷不适感，所以在从仲景治肝之法的同时要顾护脾胃之气，用药宜通补兼施、升降相宜、补而不滞，使受纳之人能顺利服完膏方。临床常用痛泻方或柴胡疏肝散合四君子汤或二陈汤加减应用，常用炒白术、太子参、山药、佛手、茯苓、炒鸡内金、炒枳壳、厚朴等益气健脾、消食导滞之品。对于慢乙肝患者可加用白花蛇舌草、叶下珠、墨旱莲之品。

（3）肝肾同固。生理上，肝藏血、肾藏精；肝主疏泄，肾主闭藏，二者关系密切，有"肝肾同源"之说，主要表现在精血阴液互养互生、同济相火、藏泄互用。病理上，主要体现在阴阳失调、精血失调、藏泻失司，以致水不涵木，故慢性肝病患者常常伴有腰酸、膝软、便秘、神疲、梦多健忘、肌肤干燥、面色憔悴等症状。临床上，慢性乙肝患者久用抗病毒药（如阿德福韦酯片），久服对肾脏会产生损伤。以扶正之法治疗慢性乙型肝炎在于调补脾肾，以平衡肾之元阴、元阳为要。若肾水不济肝木，则肝病修复时间可能延迟，所以对于慢性肝病患者，在开膏方的时候宜肝肾同固。肾阴虚者常用六味地黄汤合二至丸加减应用；善补阴者，必于阳中求阴，所以常加入炒杜仲、槲寄生、肉苁蓉等；阴虚日久，内必有虚热，故佐以青蒿、鳖甲、地骨皮、知母、黄檗等退虚热之药。肾阳

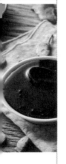

虚者可选用肉桂、鹿茸、仙茅、巴戟天等温补肾阳之品。阴阳两虚者用二仙汤调和肾之阴阳。

（4）肝病常虚常瘀，用祛瘀生新之法。中医药在治疗慢性肝炎、肝纤维化、肝硬化方面，显现出得天独厚的优势和特色。慢性肝损伤因发病缓慢，致病因素多与酒食不节、情志所伤、血吸虫感染等有关，迁延日久，致使肝、脾、肾三脏受损，肝脾肾功能失调，肝气郁结，气滞血瘀。当发展为肝硬化时，气滞、血瘀、水停互为因果，其本质是本虚标实，或实中夹虚、虚中有实、虚实夹杂。临床上，20%～45%的慢性肝病患者可进展为肝纤维化和肝硬化。常虚常瘀的特点始终贯穿慢性肝病的发生发展，祛瘀生新药必不可少，故多用当归、川芎、丹参、红花、炙鳖甲、炙龟甲之品，以祛瘀生新、软坚散结，使补而不滞、祛瘀生新却不使血溢脉外。

4. 膏方调治肿瘤原则方法

（1）分阶段实施。膏方在调治恶性肿瘤及其并发症中具有其优势和特点。肿瘤患者运用膏方，更突出"调""治"并重。鉴于肿瘤治疗具有长期性、延续性的特点，应进行分阶段论治，即分不同治疗时段治疗，可分为围手术期、化疗期、放疗期、治疗间歇期、监测随诊五个阶段。围手术期、治疗间歇期应注重康复调理，肿瘤及手术、放疗、化疗等侵袭性治疗，暗耗气血，致使气血不足，脏腑失养，易致旧病复发或致新病，膏方能调理脾胃、补益肝肾、补养气血、扶虚补弱，与放疗、化疗同步治疗重在减毒增效。监测随诊阶段重在抗肿瘤复发、转移。

（2）根据不同治疗目的实施。在分阶段论治的同时，应针对肿瘤相关兼症、并发症实施治疗，如放疗、化疗引起骨髓抑制，应注重补益气血、填精生髓，以八珍汤、十全大补膏、当归养血汤等为基本方；术后胃肠功能紊乱，营养不良甚至恶病质重在调理脾胃、补益脾肾，可以《医宗金鉴》胃爱丸、薯蓣丸为基本方；治疗放射性毒副反应，如放射性食管炎、放射性肺炎等，治以清热解毒、养

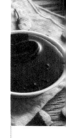

阴生津，可以《重楼玉钥》养阴清肺汤为基本方；治疗化疗后多汗、自汗症等，治以益气固表，可以玉屏风散为基本方，针对扶正增强免疫力治疗。此外，再结合不同肿瘤类型进行辨病论治，拟定治则治法与基本方。

（3）膏方应充分体现中医药特色。中医膏方组方以中医基础理论为依据，结合四诊、八纲辨证、脏腑辨证、气血津液辨证，体现异病同治、同病异治、正治、反治的原则。通补兼施，升降并调，以达到阴平阳秘、调和阴阳的目的。脏腑失调、精气亏虚、气滞血瘀、痰浊凝聚、毒邪内蕴是肿瘤发生发展过程中几种最常见的病理机制。吴师机《理瀹骈文》曰："膏方取法，不外于汤丸，凡汤丸之有效者，皆可熬膏。不仅香苏、神术、黄连解毒，木香导滞，竹沥化痰，以及理中、建中、调中、平胃、六君、六味、养心、归脾、补中益气等，为常用之方也。"

（4）膏方处方应详论病机重脉案。膏方制方之时应明察病者阴阳气血之偏盛，而用药之偏盛来纠正，以求"阴平阳秘，精神乃治"。辨证论治是膏方处方的最基本原则，医家通过对患者病情和体质情况的分析，辨析病因病机及病位所在，兼顾正与邪、标与本、虚与实的关系，提出治疗原则，确定具体治则治法，拟订膏方处方。对上述理、法、方、药整个过程予以文字描述，称为"脉案"或"医案"。

（5）膏方应动静结合通补兼施。膏方中含有补益气血阴阳的药物，其性黏腻难化，注重动静结合，通补相兼尤为重要。膏方中多为补益之"静药"，除了选择运脾健胃之品，若配伍辛香走窜之"动药"，则能补而不滞，所谓"通补相兼，动静结合"。

（6）膏方应注重成方、时方相结合。所谓成方一般指历代有之，相对稳定，疗效确切，沿袭运用，如常用六味地黄丸、八珍汤、四君汤、十全大补膏等都是膏方常用的基本方；另外，有些疗效独特的专科方剂、经验方剂也需借鉴使用。如在治疗放射性食管

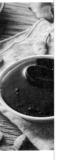

炎、口腔黏膜炎、放射性肺炎时，习惯运用清代郑梅涧在《重楼玉钥》中治疗白喉的"养阴清肺汤"，转换为膏剂剂型，取得较好临床疗效。肿瘤科常用膏方基本方还有琼玉膏（《洪氏集验方》）、补真膏（《赤水玄珠》）、两仪膏（《景岳全书》）、二冬膏（《摄生秘剖》）、噎膈膏（《种福堂公选良方》）、龟鹿二仙膏（《沈氏尊生书》）等。

5. 膏方调治失眠症原则方法

失眠症病机有虚实之分，实证多由肝郁化火、痰热内扰、心火炽盛、阳盛不得入于阴而致；虚证多由心脾两虚、心胆气虚、心肾不交、心神失养、阴虚不能纳阳而发；病久则可出现虚实夹杂之证。

（1）清补脾胃，胃和则安。《素问·逆调论篇》曰："阳明者胃脉也，胃者，六腑之海，其气亦下行，阳明逆，不得从其道，故不得卧也。下经曰'胃不和则卧不安'，此之谓也。"另有"思虑伤脾，脾血亏损，经年不寐"之说，因此脾主运化与胃主受纳的功能受损，气血亏虚，不能濡养心神，心失所养，则不得寐也。人之阴阳、气血、脏腑之升降，全赖脾胃之滋养运化。脾胃乃气血生化之源，后天之本，故治疗失眠症不得忘顾护脾胃。朱丹溪在《局方发挥》中云："胃为水谷之海，多血多气，清和则能受；脾为消化之气，清和则能运。"另一方面，膏方重用阿胶、龟甲胶等收膏，本已偏于滋腻，不可再添重浊，故补益脾胃时用药多清和。临证多用党参、茯苓、山药、白术等清补脾胃；慎用半夏、苍术等温燥之剂及黄连、黄芩等苦寒伤胃之品，即使必须要用也用量较小，亦不长用。脾胃乃气机升降之枢纽，脾胃失运，则运化失常，或水湿不化，滋生痰、湿、瘀、毒等病理产物，故临证宜用广木香、制香附、佛手、苏梗等芳香理气，通利行气；"气为血之帅""血为气之母"，故气滞易致血瘀，临证常适当予川芎、当归、牡丹皮等活血化瘀，通补相兼，动静结合。

（2）协调脏腑，整体论治。《景岳全书》中说："盖寐本乎阴，……

神安则寐，神不安则不寐。"心主神志，不寐的病位主要在心；心主血，血虚则心失所养，故在治疗失眠症时常以淮小麦养心安神，以夜交藤养血安神。肝藏血，血舍魂，思虑喜怒过度，可致肝气郁结，肝之阴阳失衡，正如《症因脉治》所云："肝藏血，阳火扰动血室，则夜不宁矣。"故予炒枣仁养心益肝安神，合欢皮解郁安神，另予天麻、钩藤、黄连等平肝阳、清肝火，香附、佛手、梅花等疏肝解郁、理气和中。冬季气候寒冷，阳气潜藏，肾阳易损，故此时证见"阴不足而阳亦不足"肾之阴阳俱虚，常同时予生地黄、熟地黄、枸杞子等滋补肾阴，桑寄生、杜仲、续断等温补肾阳。

（3）平衡阴阳，昼寤夜寐。《灵枢·大惑论》亦云："夫卫气者，昼日常行于阳，夜行于阴，故阳气尽则卧，阴气尽则寤。"阴与阳相反、相成，又可相互转化，寤寐的变化符合其阴阳特性。冬季是四时中膏方进补的最佳时节，就是在于冬季气候寒冷，易受寒邪，膏方中阿胶、龟甲胶等偏于温补，寒温相济则阴阳调和，使病易愈。

第三节　膏方应用

一、膏方的适应证

膏方通常是医生根据病人的体质因素、疾病性质按照君臣佐使原则，选择单味药或多味药配伍组方，并将方中的饮片经多次煎煮，滤汁去渣，加热浓缩，再加入某些辅料，如冰糖或蜂蜜以及阿胶，或其他胶类等收膏而制成的一种比较稠厚的半流质或半固体制剂。明清以来，膏方越来越倾向于养生保健和虚弱证候；民国时期的名医秦伯未将膏方仅仅看作是一种滋补的成药剂型，他在《膏方大全》中指出："膏方者，盖煎熬药汁成脂液，而所以营养五脏六腑之枯燥虚弱者也，故俗称膏滋药。"现代已经将膏方作为"冬令进补"的重要方法，因此各种体质偏差、慢性虚弱性疾病以及亚健康状态都是膏方的适应证范围。此外，膏方的适应证也包括急性疾病恢复期，手术后以及肿瘤化疗、放疗后的调养。对于某些有特殊需求而膏方又有较好效果的人，如美容养颜的女性、健脑益智的老人小孩、提高性功能的中青年男女，也是膏方的适用对象。膏方作为一种剂型，其适用证要根据组成膏方的药味来确定，只要辨证组方，理论上适应证可以是大多数疾病。

（1）治外科疾病。如《圣济总录》"一醉膏"，以没药、瓜蒌、甘草、酒煎成膏，治"发背、脑疽及一切恶疮"。再如《洞天奥旨》"文武膏"，用桑葚、夏枯草两味熬膏，每服二匙，白汤化下，一日三次，治"瘰病，一月即愈"。

（2）治五官科疾病。如《圣济总录》"天门冬煎"，用天冬汁、人参、麦冬汁、生姜汁、生地黄汁、肉桂、赤苓、甘草、牛黄等同煎为膏，每服一匙，治疗"喉痛，咽嗌不利"。《扁鹊心书》"一醉膏"则以麻黄熬膏，治"耳聋"。

（3）治内科疾病。如《千金要方》"一味百部膏"，用百部治膏，治"久嗽"。《同寿录》"七汁救命膏"，用茅根汁、竹沥、萝卜汁、韭菜汁、生藕汁、梨汁、人乳、童便、川贝、硼砂制成膏，治疗肺结核咳嗽。《万病回春》"八仙膏"也是用藕、梨等汁液来治疗食管癌（噎膈）。

（4）治男科疾病。如《辨证录》"三仙膏"，用熟地黄、人参、丹皮制成膏，治疗男子"血精"。

（5）治妇产科疾病。如《千金要方》有一首预防难产的膏方"滑胎丹参膏"，组成为丹参、川芎、当归、蜀椒等，功效为养胎、令滑易产。

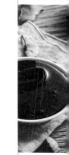

（6）治儿科疾病。如《千家妙方》"二冬膏"，用天冬、麦冬、瓜蒌仁、橘红、百部、天竺黄等制膏，用于清热化痰、润肺止咳，治疗百日咳。

当然，古书中也记载大量治疗各种虚症的膏方，如著名的"十全大补膏""三才膏""琼玉膏""两仪膏"等。

二、服用膏方的注意事项

掌握膏方的服用方法、注意事项及服药禁忌，才能够正确的服用膏方，保证药效充分发挥和用药安全。

（一）服用方法

临床上膏方的具体服法，一是根据病人的病情决定；二是考虑病人的体质、应时的季节、气候、地理条件等因素，做到因人、因时、因地制宜。一般来说，服用膏方多由冬至即"一九"开始，至"九九"结束。冬天为封藏的季节，滋补为主的膏方容易被机体吸收储藏，所以冬令是服用膏方的最佳季节。治疗为主的调治膏方可视病情需要，根据不同时令特点随季节处方。

（1）服用方式。①冲服。取适量膏滋，放在杯中，将白开水冲入搅匀，使之溶化，服下。根据病情需要，也可将温热的黄酒冲入服用。②调服。将胶剂如阿胶、鹿角胶等研细末，用适当的汤药或黄酒等，隔水炖热，调好和匀服下。③噙化，亦称"含化"。将膏滋含在口中，让药慢慢在口中溶化，发挥药效，如治疗慢性咽炎所用的青果膏等。

（2）服用时间。①空腹服。《神农本草经》曰："病在四肢血脉者宜空腹而在旦。"其优点是可使药物迅速入肠，并保持较高浓度而迅速发挥药效。滋腻补益药，宜空腹服。②饭前服。一般在饭前30～60分钟时服药。病在下焦，欲使药力迅速下达者，宜饭前服。③饭后服。一般在饭后15～30分钟时服药。病在上焦，欲使药力停留上焦较久者，宜饭后服。④睡前服。一般在睡前15～30分钟

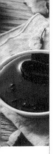

时服用。补心脾、安心神、镇静安眠的药物宜睡前服。

（3）服用剂量。服药剂量的多少，应根据膏方的性质、疾病的轻重以及病人体质强弱等情况而决定。一般每次服用膏方取常用汤匙1匙为准（合15～20mL）。

药物分有毒无毒、峻烈缓和的不同。一般性质平和的膏方，用量可以稍大。凡有毒、峻烈的药物，用量宜小，并且应从小剂量开始，逐渐增加，以免中毒或耗伤正气。

轻病、慢性病，剂量不必过重；重病、急性病，用量可适当增加。因为病轻药重，药力太过，反伤正气；病重药轻，药力不足，往往贻误病情。

患者体质的强弱、性别的不同，在剂量上也应有差别。老年人的用药量应小于壮年，体质强的用量可重于体质弱的病人；妇女用药量，一般应小于男子，而且妇女在经期、孕期及产后，又应小于平时，但主要仍须从病情等各方面做全面考虑。

（二）服用禁忌

在使用膏方时，为了注意安全，保证疗效，必须重视禁忌问题。用药禁忌，除了药物配伍中的"十八反""十九畏"等外，还有补膏用药禁忌、妊娠用药禁忌和服药禁忌三个方面。

（1）补膏禁忌。老年病虚证为多，故补膏较为常用，在具体应用时，应注意以下几点。①防止"闭门留寇"。在外邪未尽的情况下，不要过早使用补膏，以免留邪为患。必要时可在祛邪药中加入补益之品，以达到扶正祛邪、攻补兼施目的。另外，补益莫与气血为难，应避免一味呆补，不注意气血流通的倾向。②防止"虚不受补"。对于一般慢性虚证患者，只能缓缓调养，不宜骤补。可于补益膏方中，酌加助运之品，以免滋腻呆胃之弊。③防止"损阳耗津"。阳虚有寒忌清补，以免助阴损阳；阴津亏损忌用温补，以免助火伤阴。

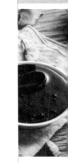

（2）妊娠禁忌。妊娠期间，因为某些药物具有滑胎、堕胎的流弊，往往会造成流产的后果，所以在临证时要注意药物的选用，注意妊娠禁忌。

（3）服药禁忌。为了达到治疗目的，服药期间要求病人忌食某些食物，叫作"忌口"。近年来通过大量的临床和科学实验，忌口的范围已日益缩小，而且日趋合理。如服人参膏时忌服萝卜，服首乌膏时，忌猪、羊血及铁剂；服滋补性膏方时，不宜饮茶。一般服药期间，应忌食生冷、油腻、辛辣等不易消化及有特殊刺激性的食物等。

（三）冬令进补的原则

辨证进补是冬令进补的最重要原则。中医治疗疾病讲究辨证论治，冬季应用膏方进补也要遵守这一原则，即一定要辨别患者"虚证"的类别，是气虚还是血虚，是阴虚还是阳虚，抑或是气阴两虚、气血两虚等，方能进行针对性的进补，气虚者补气，血虚者补血，气阴两虚者则补气养阴，以此类推。

其次，冬令应用膏方进补必须根据"虚则补之，实则泻之"的原则进行。对具有虚证的患者，可以采用补益的方法；对于具有实症的患者，主要采用攻邪的方法；对虚实相兼的患者，则采用攻补兼施的方法。如果背道而驰，用攻邪的方法治疗虚证，就会损耗气血，使气血再虚；用补益的方法治疗实症，就会闭门留寇，使邪实更盛，而产生"虚虚实实"的弊病。

冬令进补是传统养生保健之一，但不是人人都适宜的，既然采用膏方进补，针对的必然是以虚证为主的患者，临床上主要适宜患者有慢性疾病且中医辨证以虚证为主者，或者身体虽无疾病，但体质虚弱，即所谓"亚健康"者。对感冒发热、咳嗽痰多、胃纳不馨、舌苔厚腻者，或急性病和慢性疾病急性发作时，暂不宜冬令进补。

合理服药："一药一性，百病百方"。各种膏方，它们的功能

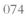

各有不同，但无论哪种膏方，只可治疗一定的病症，而不能通治百病。对于一些阴阳俱虚、气血不足、数病同发的情况，治疗时必须仔细观察分析，谨慎选方，合理用药，以获佳效，切忌孟浪投药。临床上，不少人在服用膏方后出现胸闷呕吐、腹胀、腹泻、胃口减退、口干口苦、头晕不适等症状，这都是进补不当造成的，产生这些情况的原因大致有以下几方面。

（1）补不对症。膏方进补不分虚实，盲目滥补。如有些患者表现为食欲缺乏、腹胀、舌苔厚腻等一派实症，竟然也在冬令进补，结果往往会加重原来症状，而出现胸闷恶心、口干口苦、腹痛腹泻等。其次，没有辨证进补，也不免会产生各种不良反应，如阴虚者补阳，犹如火上浇油，使热者更热；阳虚者补阴，好比雪上加霜，使寒者更寒。

（2）补不得法。补药过量也会产生副作用，如过度服用人参、黄芪等补气药，会导致腹胀等症状；过量服用红参、鹿茸、附子等补阳药，会出现大便秘结、烦躁、口干、血压升高等反应；过分使用阿胶、熟地黄、龟板、鳖甲、何首乌等滋腻药物，会使胃纳下降、恶心、腹泻、舌苔腻浊等。

（3）缺乏整体观点。有些患者患有多种慢性疾病，在服用膏方时，必须坚持整体观点，用"一元论"方法辨证进补，千万不可一叶障目而盲目进补，否则就会顾此失彼。如对胃肠功能较弱或有慢性泄泻的患者，进补时不宜选择滋腻滑肠的补药，如果必须使用的话，则应适当配伍陈皮、砂仁、枳壳、山楂、苍术、白术等健脾理气之品；糖尿病患者要注意膏方中不用或少用糖类收膏；便秘患者进补时不宜补阳太过，如鹿茸、附子、肉桂、红参等补阳药物，极易造成肠道便秘。

三、膏方与开路方

因膏方服用时间较长，一次制成药量较大，为避免不适合服用

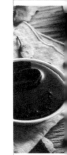

停药造成的浪费，或一些患者临床状况较为复杂，一时难以确定用药原则，所以在开具膏方之前可以先服用开路方。开路方可先以试探方开路，服用2周左右后再做出调整，为正式开出膏方打下基础。开路方中多为健脾化湿通利类中药以通利肠胃，起到帮助膏方吸收的目的。对于胃肠功能良好患者，可以直接开具膏方。

国家中医药管理局颁布的《中医养生保健技术操作规范（Ⅱ）——膏方》中指明，开路方是部分使用者在服用膏方前针对性地服用的汤药，目的是调整其生理状态，从而更好地发挥膏方养生的功效。膏方大多为滋腻之品，进食膏方给胃肠会带来一些负担。对于一些腹脘闷胀、舌苔厚腻、消化不良、经常腹泻者，若直接服用滋补膏方会得不偿失。因此，可以陈皮、半夏、茯苓、白术、厚朴、神曲、山楂等健脾化湿开胃之汤药，先服用两周左右时间，观察服药后的反应，待调理改善脾胃运化功能后再开出服用膏方，这样膏方才能更好地被吸收，达到理想的滋补效果。

此外，对于体内有宿疾、旧瘀及痰湿等旧患的人，也需要在进补膏方前清除旧患，防止闭门留寇。而对于一些体质过虚者未经"开路"，也易出现虚不受补、得不偿失的现象。此外，开路方还有一种功效，即可作为先行的试探性调补问诊，以观察服药后的反应，为正式开出膏方做准备。总而言之，"开路方"的应用对有些人是非常必要的，不可忽视。

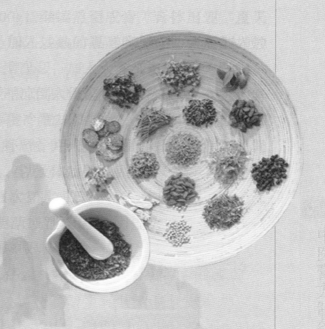

第二章

中医
膏方制备

第一节　膏方的组成

膏方具有鲜明的中医特色，其组成是建立在中医辨证论治基础之上，遣药组方，针对性强，且药味较多，服用时间长，费用较高。膏方一般由中药饮片、细料药（贵重药）、胶类、糖类及其他辅料五部分组成。

一、中药饮片

中药饮片是膏方的主体部分，是医师通过望、闻、问、切的辨证分析后，针对患者体质与病情给出的药物部分。中医根据人体阴虚、阳虚、气虚、血虚以及五脏六腑虚损的不同，运用补气、补血、补阴、补阳等不同功效的中药，按照君臣佐使的配伍原则，合理选用中药饮片组方，有针对性地使用膏方调补身体，防治疾病。

膏方中最重要的组成部分是补益药，也就是方中的君药。根据各人的体质差异进行调整，针对脏腑之虚和阴阳气血进行补益平衡，最终达到阴平阳秘、气血调和、脏腑健旺的目的。在膏方中选用的补益药具体有以下几种。

（1）补气药。人参、西洋参等，膏方制作时单独煎汤冲入药汁中。太子参、党参、白术、黄芪作为益气药使用。

（2）补血药。当归，在膏方中常与黄芪、党参等补气类药物一起使用。熟地黄属补血滋阴之上品，具有补血滋阴、益精填髓之功效，与其他补血类药一起使用。龙眼肉补益心脾，养血安神，膏方制作时将龙眼肉煮汤后连同肉一起倒入药汁中拌和后使用。

（3）补阴药。北沙参属养肺阴之佳品，具有养阴清肺、益胃

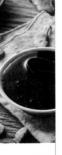

中药

膏方制备及

经典膏方

生津之功效；南沙参的功效与北沙参相似，但其力较逊，常两者合用。麦冬常与天冬同用，在膏方中为养阴的主要药物。石斛在膏方中常用于肺胃阴虚者，与其他养阴药一起煎服。枸杞子在膏方中常用于阴血亏虚、肝肾不足之患者，多与补肝肾类药物一起煎服。桑葚子在膏方中作为一味既能滋补肝肾之阴又能补血的药物使用。女贞子常配旱莲草作为补肝肾之阴与其他药物一起煎服。黄精在膏方中多与补气、补肾药物一起使用。

（4）补阳药。巴戟天在膏方中常与淫羊藿、锁阳、覆盆子、菟丝子一起煎服。淫羊藿在膏方中常与仙茅、锁阳、肉苁蓉等一起煎服。肉苁蓉在膏方中是一味既能温肾阳又能润肠燥的补肾药物，常与其他温肾阳药物一起煎服。锁阳在膏方中用于肾阳虚患者，常与淫羊藿、巴戟天、枸杞子、菟丝子一起煎服。菟丝子在膏方中与其他补养肝肾之品如沙苑子、女贞子、枸杞子等一起煎服。冬虫夏草在膏方中多研末，或另煎汤冲入药汁中。

在确定君药的基础上，一方面投入辅助和加强君药的药物，另一方面结合疾病症状选用相应药物进行调理，辨证施治，以祛除病邪，减轻或消除症状，达到充分发挥群药的补益目的。

由于膏方要综合考虑到处方既"补益"又"疗疾"的双重性，因此膏方的中药药味要比汤剂处方药味品种多，通常20～35味。且药物剂量要能够满足一料膏滋药服用时间30～50天的剂量，通常情况下，一剂膏方的中药部分其总量应控制在3kg左右，最多不超过5kg。配伍时应避免药味不足，使功效难以发挥，或盲目追求处方大而全，使品种过多、药味超量，造成浪费。另外，膏方也不是补益药物的简单堆砌，而是通过调节患者体内功能，纠偏以祛病，达到"补"的目的。应用膏方时，强调补中寓治，治中寓补，补治结合，消补并用，通补兼施。膏方组方不仅要以补养取胜，更应重视纠偏祛疾，以通为补，即权衡虚实，调和阴阳，养生祛病。

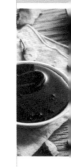

二、细料药（贵细药）

细料药是参茸类和其他贵重药物的统称，又称贵细药，是处方中体现膏方补益虚损功效的重要组成部分。细料药的品种来源主要有以下几种。

（1）贵重的动物药。如羚羊角粉、鹿茸片、海马、海龙、紫河车粉、蛤蚧粉、珍珠粉、猴枣散等。羚羊角平肝息风，清肝明目，凉血解毒，清热镇痉，解毒消肿；鹿茸壮肾阳，益精血，强筋骨，固冲任，止带下；海马温肾壮阳以固精，温肾纳气治虚喘，调气活血消癥瘕；海龙性味功用与海马相同，唯力量较强；紫河车补肾益精，益气养血，补肺益肾，纳气平喘；蛤蚧补肺益肾，纳气定喘，助阳益精；珍珠在《本草纲目》中有这样的记载："珍珠，性寒，味甘咸，入心肺经，具镇心定惊，清肝除翳，生肌解毒之功效。"

（2）贵重的植物药。如人参类、西红花、川贝母、三七粉、铁皮石斛（枫斗）等。人参在《神农本草经》中记载有："味甘，微寒。主补五脏，安精神，定魂魄……明目，开益心智。久服，轻身延年。"是膏方中应用最多的饮片之一。实际上人参的品种很多，如野山参、红参、生晒参、白参和人参须等，应根据不同的体质而选择，如阳虚的人则更适合红参，相反阴虚者用之则可能出现症状加重，如老百姓所俗称的"上火"的表现。西洋参味甘性寒，养阴润肺，清心安神，其药性偏凉，较平和，偏于平补，更适合偏阴虚的体质。《本草纲目》记载："三七用于止血，散瘀，消肿，定痛。治吐血，咯血，衄血，便血，血痢，崩漏，癥瘕，产后血晕，恶露不下，跌扑瘀血，外伤出血，痈肿疼痛。"现代研究表明，三七的功效还有很多如调节血糖血脂、增强免疫力、抗肿瘤、抗衰老等，三七粉入膏方需另外冲调。

（3）贵重的菌类药。如冬虫夏草、灵芝、灵芝孢子粉等。冬虫夏草补肺益肾以纳气平喘，补肾益精，入膏方时需研粉冲调；灵芝补益心血安心神，补益肺气止咳嗽，补养气血疗虚劳。

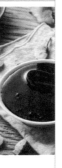

（4）药食两用的补益药。如黑芝麻、核桃仁、枣泥、龙眼肉等。大枣作为膏方中常用药材之一，补中益气以健脾，补血养心以安神，能助十二经，可调和方中诸药，发挥补益功能，并可以矫正膏方滋味。

（5）其他一些特殊来源的中药。如鲜竹沥、青黛等也在制剂时单列处理。必要时，大部分细料药可以在收膏时直接加入。一些需要煎煮的细料药不能与一般饮片入汤共煎，否则用量较少的细料药煎出的有效成分极易被数量众多的其他药吸去，有损补益之效。应该采用另炖、另煎、烊化、兑入等方式单独处理，以收到良好疗效。

三、胶类

1. 药胶种类

胶类即药胶，可按其各自功效特点，针对不同体质而辨证选用。在膏方配伍中加入药胶，是膏方的用药特色，亦是膏方区别于其他中药剂型的一大特点。阿胶、龟甲胶、鳖甲胶、鹿角胶等胶类中药是膏滋加工中常用的药胶，在膏方配伍中这些胶不仅是补益虚损的重要组成部分，而且有助于膏滋制剂的固定成形。对各种胶在膏方中的配伍和应用，应根据其不同的功效特点，按照患者体质条件，辨证选用。

（1）阿胶。为马科动物驴的皮去毛后经熬制而成的胶块，因主产于山东阿县（今山东东平县），且以当地阿井之水煮胶而得名。阿胶性味甘、平，具有补血、止血、滋阴、润燥的功效，主要用于血虚、阴虚和慢性出血等症。研究表明，阿胶含有多种氨基酸，并含有钾、钠、钙、镁等常量元素和铁、锌等多种微量元素。阿胶有促进造血功能和抗辐射损伤的作用，能提高机体的免疫功能，有耐缺氧、耐寒冷、抗疲劳等作用，并有明显的止血作用。脾胃虚弱、消化不良者要慎用。

（2）龟甲胶。为龟科动物乌龟的甲壳熬煮成的固体胶块。龟甲胶性味咸、平，具有滋阴养血、益肾健骨的功效，主要用于阴虚血亏、骨蒸潮热、吐血、鼻出血、烦热惊悸、肾虚腰痛、崩漏带下

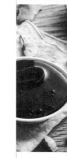

等症。研究表明，龟甲胶含有谷氨酸、胱氨酸等18种氨基酸，另含钾、钙、镁、锌等多种等常量元素和微量元素。龟甲胶能提高人体细胞免疫和体液免疫的功能，明显延缓细胞的衰老。脾胃虚寒、食少便溏者忌用。

（3）鳖甲胶。为鳖科动物中华鳖的背甲煎熬取汁、浓缩冷凝而成的胶块。鳖甲胶性味咸、平，具有滋阴潜阳、软坚散结的功效，主要用于阴虚潮热、癥瘕积聚等症。研究表明，鳖甲胶含有苏氨酸、丙氨酸等多种氨基酸，另含钠、钙、锰、锌等十几种等常量元素和微量元素。鳖甲胶具有补血作用，能明显增加血红蛋白的含量，能抑制肿瘤细胞生长，副作用小。脾胃虚寒、食少便溏者忌用。

（4）鹿角胶。为鹿科动物梅花鹿或者马鹿的角煎熬所得的胶液经浓缩、冷凝后制成的胶块。鹿角胶性味咸、温，具有温补肝肾、益精养血的功效，用于肾气不足、虚劳羸瘦、腰痛、阳痿、滑精以及子宫虚冷、崩漏带下等症。研究表明，鹿角胶含有多种氨基酸和微量元素。阴虚火旺、潮热盗汗者忌用；阴虚阳亢、颧红烘热、头痛头胀者忌用。

2. 药胶选用原则

膏方中常配伍这些药胶，应根据不同品种的功效特点以及禁忌证等合理选用。而在制剂加工时，要熟悉各种胶的原料特性，掌握火候，正确加工，应遵循以下几个原则。

（1）掌握性状特征。膏方中常用的这些胶类都具有热熔冷凝的特点，这与胶类本身的材料来源和制备工艺有关。阿胶取材于动物驴的皮，龟甲胶、鳖甲胶分别取材于动物龟的甲壳和鳖的背甲，鹿角胶则取材于动物鹿的骨化角。这些来源于动物的特殊原料，经过传统工艺的加工，都能提取得到浓稠的胶质，营养极其丰富，主要成分均为动物胶原蛋白及其水解产物，且含有多种常量元素和微量元素。加工膏方时，受热烊化的胶与药汁、糖液相溶，冷却后胶和药汁、糖等物料浑然一体，不分彼此，凝结成半固体状态，因此

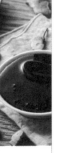

有助于膏方制剂的固体形成。由于这些胶类具有热熔冷凝的形状特征，在加工时要把握好时间，预先将配伍所用的胶类用黄酒浸泡软化，隔水炖烊，备用。在和入药汁之前，所有的胶应处于热熔状态，而且充分烊化，不使其出现未熔的胶块。

（2）掌握功效特性。由于各类胶的原料取材不同，因此功效也不尽相同。各类胶在膏方中的配伍和应用，应根据其不同的功效特点，合理选用。选用得当，所用的胶功效能与处方中的方剂配伍功效一致，起到协同作用；反之，则适得其反，直接影响膏方的临床疗效，有的甚至服用后不能起到调理作用，还有副作用产生。特别是临方膏滋，并非各种胶用得越多越好，不必面面俱到，应严格按照患者体质辨证选胶。对于有些患者，根据辨证的结果，宜清淡少补，不能服用黏腻滋补的胶类中药。因此在膏方配伍中就没有必要使用上述胶类，以免影响整个膏方的治疗调理效果。鹿角胶与阿胶相比，前者温阳补肾，后者滋补阴血。鳖甲胶与龟甲胶均有养阴清虚热之功，前者兼通血脉、破瘀散结有专功，动脉硬化、脂肪肝、肝硬化、癌症患者最为对症；后者强健筋骨、骨质疏松可以选用。另有用黄牛皮熬制的黄明胶，功用与阿胶相类，但由于原料资源充足，价格要便宜得多，欲养阴补血又嫌价高者，则成首选。在诸胶中，黄明胶补益之力稍逊，但无滋腻之嫌，所以在各种调治补益膏方中多用之。

（3）掌握配伍用量。胶类中药药性黏腻，容易呆胃，所以在配伍时用量要适中，切莫将数种药胶任意叠加多用。否则，不仅会喧宾夺主，削弱药力，甚至因为过于滋腻碍脾而影响服用者的正常饮食。特别对于脾胃虚弱、消化不良的患者来说更不能随意滥用。一料膏方中上述药胶的配伍总量一般为200～400g，临床以阿胶单用最为常见，也可根据配伍需要，分别选用龟甲胶、鳖甲胶、鹿角胶等；或者在使用阿胶时，按照一定比例酌量合用龟甲胶、鳖甲胶、鹿角胶中的一种或者两种，以求功效互补、协同奏效。对于糖尿病患者或者低糖服用者来说，由于膏方中不加糖，为了保证中药收膏成型的效果，这

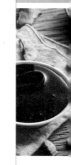

类膏方中可以适当增加药胶的配伍用量，总量可增至400～600g。

四、糖类

膏方中配伍糖不仅能减轻药物的苦味，使膏滋口味较好利于服用，而且糖有一定的补益作用。同时，糖与药胶同用更有助于膏滋制剂的固定成形。另外，加糖后膏体稠厚、药物浓度高，使得膏方在适宜的条件下稳定性好，不易变质，利于保存。各种糖的品质和功效略有差异，应根据辨证需要，在膏方配伍时单用糖或蜂蜜，或视需要糖与蜂蜜并用。膏方中常用糖类有以下几种：

（1）冰糖。冰糖是用白砂糖加工而成的结晶，形似冰块而得名，质量优于白砂糖。冰糖性味甘平，无毒，具有补中益气、和胃润肺的功效。

（2）白糖。白糖可以分为白砂糖和绵白糖两种，其中绵白糖含有部分果糖成分，味比白砂糖要甜一些，但是有一定的吸湿性。白糖性味甘平，具有润肺生津、养胃和中、舒缓肝气的功效。

（3）红糖。红糖是一种没有经过提纯处理的糖，又称红砂糖或者黄糖。性味甘温，具补血、破瘀、疏肝、驱寒的功效。红糖中钙、铁等元素的含量是白糖的3倍，尚含有维生素A、维生素B$_1$、维生素B$_2$等多种维生素和锰、锌等微量元素。因此，红糖的营养价值相对白糖要高。民间多用于产妇、儿童及贫血患者食用，作为营养补充和辅助治疗。

（4）饴糖。饴糖是一种呈黄褐色稠厚液体状态的糖，又称麦芽糖，是由米、麦、黍或玉米等粮食经麦芽糖酶作为催化剂使得淀粉水解、转化、浓缩后而制得的糖。饴糖性味甘温，具有缓中、补虚、生津、润燥的功效。

（5）蜂蜜。蜂蜜是蜜蜂采集花粉酿制而成，其质量会因蜂蜜的品种、花源、地理环境等不同而有差异。蜂蜜中占70%比例的是果糖和葡萄糖，另含有少量的蔗糖、麦芽糖、有机酸、多种维生素、

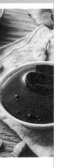

酶类、多种矿物质等丰富营养成分。蜂蜜生而性凉、熟则性温，生蜜一般需要经过加热炼制成熟蜜方可使用。熟蜜又称炼蜜，是将生蜜加适量水煮沸，过滤，去沫及杂质，经适当加热浓缩而成。炼蜜药性甘而平和，气味香甜，具有补中润燥的功效。便秘者宜选用蜂蜜。

膏方中糖类的配伍用量是有一定比例的，一般不超过中药提取所得的清膏量的3倍。通常情况下，一料膏滋药可用0.5kg的红糖或者0.5kg的冰糖收膏，若单用蜂蜜或者饴糖收膏，其用量也分别控制在0.5kg左右。实际使用中，医生处方用红糖或冰糖收膏的同时，往往根据患者的具体情况，再选用200~300g的饴糖或者蜂蜜与其合用，以期与中药功效相得益彰。

（6）甜味剂。遇到糖尿病或者不能摄入糖分的膏方服用者，可以选择一些低热量的甜味剂代替。这些甜味剂可以提供甜味，但是不会升高血糖水平。适量添加可以增加膏方的甜味，改善服用时的口感。从增加甜味的意义上来说，糖尿病患者服用的膏方，一般不能使用冰糖、饴糖、白糖、红糖和蜂蜜等糖类进行浓缩收膏。但是为了改善膏方口感，可以用甜菊素、木糖醇、阿巴斯甜、元贞糖等甜味剂代替上述糖类，以达到矫味的作用。

甜菊素：甜菊素的主要成分是甜菊糖苷，外观为白色粉末或者晶体，甜度为蔗糖的200~300倍，热量为蔗糖的1/300。作为一种新型糖源，经研究表明甜菊素无毒副作用，是一种稳定性好、易溶于水、且成本低廉的代糖品，目前已经广泛用于各类食品、饮料、药品等产品的生产加工。由于中药本身多数有不同程度的苦味，甜菊糖苷的甘味容易溶入药汁中，与药物的苦味融合在一起，起到矫味作用。

木糖醇：外观呈白色结晶粉末状，味甜、无臭，易溶于水。目前工业生产的木糖醇是利用农业植物废料玉米芯、稻壳、甘蔗渣等物质经提取加工而成。在自然界中木糖醇也广泛存在于一些植物当中，尤其在蔬菜、水果、天然蘑菇等食用菌中含量丰富。经研究表

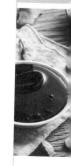

明，木糖醇具有特殊的生化性能，是人类糖代谢的中间体，即使在人体缺少胰岛素影响糖代谢的情况下，无须胰岛素的促进，木糖醇也可以直接透过细胞膜参与糖代谢，而不增加血糖浓度，并能促进肝糖原合成，改善肝功能。临床上作为营养品，补充热量，改善糖代谢，可以作为糖尿病患者糖的代用品，也是现在膏方加工中最常用的代糖品之一。

阿巴斯甜：俗称甜味素，外观呈白色结晶粉末状，是由L-天门冬氨酸和L-苯丙氨酸组合成的二肽化合物。阿巴斯甜的甜味与蔗糖相似，有清凉感，其甜度是蔗糖的160～200倍，热量为蔗糖的1/200。

元贞糖：元贞糖是以麦芽糖糊精、阿巴斯甜、甜菊糖、罗汉果糖、甘草提取物等配制的食用糖，其甜度相当于蔗糖的10倍，而热量仅为蔗糖的8%。元贞糖在一般食品商店都有销售，是广大消费者熟知的低热量代糖品。

甜蜜素：为白色针状结晶，性质稳定，易溶于水。经研究表明其无毒性，甜度是蔗糖的40～50倍。在添加使用中，如果甜蜜素与蔗糖一起使用，甜度可以达到蔗糖的80倍以上；若与蔗糖以及0.3%的柠檬酸配合使用，甜度可以达到蔗糖的100倍以上。

糖精：糖精是最古老的甜味剂，甜度是蔗糖的500倍，但是稍微多食会产生苦味。临床研究表明，糖精对人体的致癌可能性尚未完全排除，应避免大量或长期食用。

随着人们对科学健康饮食的重视，饮食的低热量、低糖化成为普遍的要求。特别是目前糖尿病、肥胖、心血管疾病的发病人数增加较快，人们也逐渐意识到饮食用药中要注意忌糖或者少食糖。值得注意的是，过多食用木糖醇有升高血中甘油三酯的可能性，同时可引起腹泻。由此可见，膏方加工过程中各种甜味剂要慎用，用什么样的甜味剂，添加多大的比例，应当严格按照使用说明，由药师严格把关，正确适度使用，不得随意滥用。

中药

膏方制备及

经典膏方

五、其他辅料

黄酒是膏滋加工中必备辅料，用于浸泡阿胶等动物类药胶。黄酒味性甘辛、大热，具有活血通络、行药势、散寒、矫味矫臭的功效，而且又是良好的有机溶剂。因此，用黄酒浸泡药胶不仅可以解除腥膻气味，而且可以加强药物在人体内的运化吸收。在收膏之前，可以预先将加工所需的药胶用黄酒浸泡一定时间使软化，再隔水加热将胶炖烊，然后趁热和入药汁中共同收膏。制作膏滋所用的黄酒应是质量上乘的绍兴酒，俗称老酒，乙醇含量15%～20%，为淡黄色透明液体。黄酒与胶的用量比例一般为每250g黄酒可辅配250～500g药胶。

第二节　膏方的制备工艺

膏方的制作方法属于传统加工工艺，主要包括物料的准备、中药饮片的浸泡、中药饮片的煎煮、药汁的浓缩、收膏、凉膏及保存几个环节。

一、物料的准备

（一）中药饮片的调配和核对

医院推出的内服膏方一般有两种类型：一种是由中医师根据多数患者的体质及常见病拟定的处方而制成的膏方，患者需要的时候直接开方就可马上拿到，适用范围广，方便快捷；另一种是必须根据个人的体质和疾病，经过医生全面辨证以后拟定的膏方。膏方的配伍原则既可一味单方，又可使用复方。在治疗方法上，单方药简

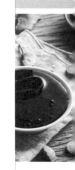

功专，针对性强；复方药宏效广，对较复杂的疾病症候全面照顾，应根据具体病情辨证处方。膏方用药临床多在一般汤剂处方诊治有效之后，在病情基本稳定或辨证明确的基础上运用膏方。由于医生开出的处方中药味多少不一，药量不等，药物的性质不同，所以一料膏方可以熬出的膏滋的量也是不等的。

依据医师开具的处方，由药学专业人员按处方进行调配，并由专职中药师复核后再行投料。配方用中药饮片必须符合《中华人民共和国药典》或者地方《中药饮片炮制规范》的要求，所用辅料必须符合《中华人民共和国药典》和国家食品卫生相关要求。贵细药应凭单另调配，配后由专职中药师复核，经核对无误后签名，然后将处方、加工单及辅料移送制备区，贵细药须登记后单独存放。

（二）贵细药的处理

贵细药由于用量通常较少，如果与其他饮片一起进行煎煮，会被稀释，达不到应有的药效，通常需要进行特殊处理，比如另炖、另煎，研成细粉，捣碎或者碾成泥状。下面介绍一些常用的贵细药的处理方法。

（1）另炖或另煎。参类药（人参、红参、西洋参等）、冬虫夏草、海龙、海马、鹿茸、枫斗、西红花等需采用文火另煎成浓汁备用。

（2）研成细粉。膏方中加入的细粉指能全部通过五号筛，并含能通过六号筛不少于95％的粉末。紫河车、羚羊角、珍珠、蛤蚧、琥珀、三七、川贝母、灵芝孢子粉、青黛等需单独研成上述要求的细粉备用，在浓缩收膏时另外冲调加入。

（3）碾碎。核桃仁、黑芝麻等类似的药材需要碾碎备用。

（4）碾成泥状。大枣入膏方时最好不与其他药材一同进行煎煮，应将大枣煮熟后，去皮去核，碾成泥状制成枣泥备用，在浓缩收膏时加入，既可充分发挥药效，又可以适度增加膏方的稠度，另外其味甜，可以起到一定的矫味作用。

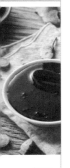

（三）炼糖、炼蜜

由于各种糖在有水分存在时都会出现不同程度的发酵和变质，其中尤其以饴糖最为明显；另外，如果糖类在膏方加工的过程中处理不当，会使膏方在存放一定时间后，析出糖的晶体，出现"返砂"现象。因此，用于收膏的糖类除了蜂蜜以外，其他糖类在制备膏方时也应该加以炼制。炼糖可以使冰糖、红糖、白糖等固体糖加热融化成均匀的糖浆，便于在收膏时与药汁、胶类等原料稍微搅拌就能很快混合均匀。炼糖还可以使糖适度转化，使膏方避免出现"返砂"现象。转化糖就是蔗糖在加热，特别是有酸的情况下加热时，水解转化成为葡萄糖和果糖的过程，葡萄糖和果糖的混合物称为转化糖。一定浓度的转化糖可以防止蔗糖在低温状态下析出结晶，而且转化糖还具有还原性，可以延缓某些药物成分发生氧化而变质。此外，炼糖去除水分和杂质，也可对微生物起到一定杀灭作用。

炼糖的方法一般是按照糖的种类不同加适量的水加热熬炼。其中，冰糖本身含水分较少，应在开始炼制时，加适量水，以免熬焦，而且炼制时间不宜过长。饴糖含水量较高，炼制时可以不加水，炼制时间可以稍长。白砂糖可加水50%，直火加热熬炼或用高压蒸汽加热。各种糖在加热炼制时，均应不断搅拌至浓稠。开始时，糖液呈金黄色，泛起的泡发亮光，当糖液微有青烟产生时即停止加热。由于红糖的杂质较多，转化后一般加糖量2倍的水稀释，静置适当时间，以除去容器底部的沉淀。为了促使糖的适度转化，可以加入适量的枸橼酸或酒石酸（加入量为糖量的0.1%～0.3%），待糖的转化率达到40%～50%时，放冷至70℃左右，加适量碳酸氢钠中和，备用。蔗糖加热转化成葡萄糖及果糖的转化率达到40%～50%时，才不易析出蔗糖晶体，可有效防止膏方久贮所出现的"返砂"现象。

膏方所用的蜂蜜，需要熬炼后使用。炼蜜的作用，在于既能驱除药性的偏性使之中和，又能除去蜂蜜中的水分及死蜂、蜡质、树叶等杂质，使药物品质上乘，有质有量且保存持久。选择优质蜂

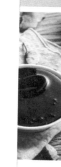

蜜是保证膏滋质量的主要关键，蜜以质厚色白如凝脂、味甜而香、兼有鲜味、黏性强者为佳。炼蜜时，将蜂蜜置于锅内加热，使之完全溶化，沸腾时用筛网去除上面浮沫，至蜜中水分大部分蒸发，翻起大泡，呈老红色时，酌加约10%的冷水，再继续加热使沸，随后乘热倾出，用四层纱布过滤，除去其杂质，即成炼蜜。炼蜜少炼则嫩，黏性不足；多炼则老，坚硬不易化解，一般炼蜜以生蜜500g炼成400g左右为标准，炼蜜相对密度为1.37左右。

《中国药典》中要求，除另有规定外，加炼蜜或糖（或转化糖）的量，一般不超过清膏量的3倍。

（四）烊化

膏方中使用的胶类药物如果直接加入药物中一起煎煮很难熔化，并且容易呈块状黏在锅底，很难发挥其疗效以及对膏方的赋型作用，因此需要先用黄酒进行烊化后再于浓缩收膏时加入。烊化的方法是将阿胶、鹿角胶、龟甲胶、鳖甲胶等胶先适度粉碎，加入适量黄酒浸泡过夜，采用隔水蒸炖的方法使其熔化，在加热过程中需要不停地搅拌。

二、浸泡

将上述各种贵细药材、炼蜜、炼糖及胶类药物等准备好后，将其余调配好的中药饮片根据其性质的不同（如先煎、后下、包煎、分冲等）分别置于有盖的容器内浸泡，浸泡药材的容器可用不锈钢锅、铜锅、搪瓷锅或砂锅，但不可用铁锅、铝锅，以免引起化学反应。一般多采用不锈钢锅，不锈钢锅性质稳定，不易破损，易清洁，也适合于电磁炉等设备进行煎煮加热（使用电磁炉加热是现代环保的需要，也利于保持环境的清洁、火候的控制）或者方便向夹层蒸汽锅、真空浓缩煎药机等煎煮浓缩设备内转移。

上述中药饮片在加入相应浸泡容器后，加水进行浸泡。浸泡时除了要正确选择浸泡容器外，还需要注意浸泡水量、浸泡时间、浸泡用水标准及温度。浸泡过程中须保证水量到位（以完全浸没中药饮片为度），一般水面需高于饮片顶端15cm左右（约为饮片重量的8～10倍量水）。一般浸泡时间不少于2小时（至药材透心），如果采用加压煎煮，缩短了煎煮时间，就需要适度延长浸泡时间，这样充分浸泡有利于药物中的有效成分煎出。浸泡用水应为天然水经净化处理所得的饮用水，其质量应符合国标《生活饮用水卫生标准》，忌用热水浸泡，因为热水会使药材组织内蛋白遇热凝固或淀粉糊化，不利于有效成分溶出。

三、煎煮

煎药时要注意不同性质的药物应采用不同的煎药法，比如先煎、后下、包煎、烊化冲入、煎汤代水、溶化、另煎后兑入、生汁兑入及合药冲服等。

（1）先煎。先煎的目的是为了增加药物的溶解度，降低药物的毒性，充分发挥疗效。①矿石类、贝壳类、角甲类药物：因质地坚硬，有效成分不易煎出，必须先煎。如生石膏、寒水石、赤石脂、灵磁石、代赭石、海浮石、礞石、自然铜、牡蛎、石决明、珍珠母、海蛤壳、瓦楞子、龟板、鳖甲、穿山甲、龙骨、龙齿、水牛角等，可打碎先煎30分钟。②有毒的药物：如乌头、附子、商陆等，要先煎1～2小时，先煎、久煎能达到减毒或去毒的目的。③某些植物药：如天竺黄、火麻仁、石斛等宜先煎。

（2）后下。后下的目的是为了减少挥发油的损耗，使有效成分免于分解破坏。①气味芳香，含挥发油多的药物，如薄荷、藿香、木香、草豆蔻、肉豆蔻、砂仁、檀香、降香、沉香、青蒿、细辛等均应后下，一般在中药汤剂煎好前5～10分钟入药即可。②不宜久煎的药物，如钩藤、杏仁、大黄、番泻叶等应后下。

（3）包煎。①花粉类药物，如天花粉、蒲黄；细小种子类药物，如葶苈子；药物细粉，如青黛、滑石粉、马勃等均应包煎。②对含淀粉、黏液质较多的药物，如车前子在煎煮过程中易粘锅糊化、焦化，故需包煎。③对附绒毛药物，如旋覆花、枇杷叶等，采取包煎，可避免由绒毛脱落混入汤液中刺激咽喉，引起咳嗽。

（4）烊化冲入。对于一些黏性大的胶类，如阿胶、鹿角胶、龟甲胶、鳖甲胶等，宜加适量黄酒或开水溶化后，冲入汤液中。如若混煎，会导致药液的黏性大，影响其他成分的溶出，胶类药物亦受一定损失。

（5）煎汤代水。一般体积庞大、吸水量较大的药物，如丝瓜络、灶心土、金钱草、糯稻根等宜先加水煎煮，将所得的药汁去滓后再煎它药。

（6）溶化。如芒硝、玄明粉等，宜溶化冲入汤剂中应用。

（7）另煎后兑入。一些贵重的药物，如人参、西洋参、鹿茸等均可以另煎，其汁液兑入煎好的汤剂中。

（8）生汁兑入。如鲜生地汁、生藕节、梨汁、韭菜汁、姜汁、白茅根汁、竹沥等，可直接兑入煮好的汤剂中应用。

（9）合药冲调。某些贵重药物的有效成分在水中不溶，或者加热后某些有效成分易分解的药物，如人参、牛黄、羚羊角、三七、麝香、全蝎、肉桂、甘遂等，宜打粉后冲到已煎好的煎剂中服用。

除特殊药物外，膏方中其他中药饮片在浸泡充分后，宜先用大火将药液煮沸，再用小火煎煮，保持微沸，煎煮时应及时搅拌，并去除浮于表面的泡沫，以免药液溢出或药物煎焦。药物煮沸后再煎2小时以上，应用80~100目药筛过滤取出药液，药渣续加冷水再煎，第二次加水量一般以淹没药料即可，如法煎煮2~3次为度。合并几次煎煮并过滤后的药液，静置沉淀不少于6小时后，再使用80~100目药筛过滤，取滤过后药液备用。多次过滤可以尽量减少药液中的杂质，以免药液浓缩时发生焦化现象。

煎煮药量少或者条件有限可以采用适宜体积的不锈钢锅在电磁炉上进行煎煮。煎煮药量多或者条件允许，可以采用真空浓缩煎药机进行煎煮，煎煮时应保证水量到位，通常采用120℃，加压煎煮45分钟到1小时，煎煮两次，合并药液，用80～100目药筛过滤取出药液备用。也可以采用蒸汽夹层锅进行煎煮，通常采用温度116～125℃，压力0.2MPa～0.35MPa，煎煮1小时，应用80～100目药筛过滤取出药液，药渣续加冷水至淹没药料，再煎30～45分钟即可。

四、浓缩

把静置过滤的药汁倒入不锈钢锅内，先用大火煎熬，加速水分蒸发，并随时撇去浮沫，让药汁慢慢变得稠厚，再改用小火浓缩，这时应不断地用竹片或者竹竿搅拌，防止药汁转厚粘底烧焦。浓缩药量多或者条件允许，也可以采用蒸汽夹层锅进行浓缩，先以较大的蒸气压加热煮沸，随时捞去表面浮沫，药汁较浓后降低蒸气压徐徐蒸发浓缩，同时不断地进行搅拌，防止局部过热药汁溢出或者产生焦化现象。

在药汁浓缩即将完成时，兑入单独处理的贵细药等的药汁，继续加热，不断搅拌至药液呈稠糊状。当药汁滴在纸上不散开时，停止煎熬，这就是经过浓缩而成的清膏。

五、收膏

在稠膏状的清膏中加入阿胶、龟甲胶、鳖甲胶、鹿角胶等经过提前烊化处理的药胶以及适量经过熬炼的蜂蜜、冰糖、蔗糖或者是高血糖患者应用的代糖品木糖醇等，使用小火加热，并不断搅拌至清膏中水分含量尽量少且不焦化为止，此时以经验判断为标准。所收膏滋应无焦臭、异味，无糖的结晶析出。

收膏操作是膏方加工制备的一个重要环节。膏方收膏是否达到要求，有很多方法观察并判断，下面介绍几种常用简便有效的观察判断方法：

（1）用搅拌棒撩起药汁，药汁变得浓稠起丝直至稠厚的膏体在

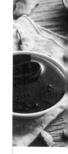

搅棒上"挂旗",呈片状缓慢下落(夏天挂旗)。

(2)用搅拌棒趁热蘸取少量药汁滴入冷水中,入水的药汁不会迅速分散、溶化,在水中仍保持圆珠状态,即呈现"滴水成珠"的现象。

(3)用搅拌棒趁热蘸取少量药汁滴于纸上,液滴周围无水迹渗出。

(4)正在加热的膏体沸腾时呈现"蜂窝状",通常称为"翻云头"。

(5)将膏液滴于食指上与拇指共捻,能拉出约2cm的白丝(冬天打丝)。

收膏是膏方制作的关键步骤。浓缩液收膏前,应将药液再次用80~100目药筛进行过滤,以保证浓缩液中不含有杂质,以免浓缩液发生焦化现象。在收膏过程中应不断搅拌,以防止局部过热溢出或者焦化。在收膏行将结束前兑入细料药粉,以及其他经加工备用的辅料(核桃仁、黑芝麻等),边加边搅拌,混合均匀后,直至成膏。

六、凉膏及包装

熬好的膏滋应趁热装入容器中。一般用大口容器,服用时取用方便,以大小适中的陶瓷罐、玻璃瓶或者搪瓷锅为宜。盛装膏方的容器要事先清洗,高温消毒并且烘干备用,烘干后要放置在洁净区内,并且要现用现处理,完成时间不得早于盛装膏方时间前6小时,烘干后的容器也不宜与水蒸气等接触,否则膏方容易发生霉变,影响其贮藏时间。灌装后贴上标识,标签内容包括患者姓名、性别、年龄、科室、制作人姓名、审核人姓名、制作日期等信息。刚放入膏滋的容器不可马上加盖,可先在容器上盖两层清洁的纱布,自然放冷,凉膏时间大约需要12小时以上,待其彻底冷却后再盖上盖子。凉膏工序也是制膏的关键,如未凉透加盖,极易霉变。

凉膏结束后为了方便运输、发放及患者携带,要在外部进行进一步包装,一般采用有提手且较为牢固的纸盒进行外包装。外包装上应贴有标识,标签内容包括患者姓名、性别、年龄、科室、生产

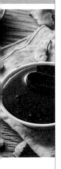

日期等信息。另外，需要将膏方一般服用方法印刷于包装上，并提醒患者要遵医嘱。

凉膏及包装环境也有比较高的要求，一般凉膏间和包装间应为洁净室，洁净级别为10万级，目的是将空气中飘浮的灰尘、纤维、细菌等除去，降低膏方被污染的可能性。

七、膏方制备注意事项

膏方制作采用的是中药传统制剂工艺，在制作过程中可能会出现以下问题，现将处理或者预防方法介绍如下。

（一）焦化

焦化现象的出现有两个方面的原因：一个是在药材煎煮过程中出现的，这是由于浸泡时间不够久，药材没有充分吸收水分，在煎煮过程中继续吸收水分，而膏方药材量多，煎煮的水量不足，造成焦化现象。由于药材没有浸透，不利于药材有效成分的析出，也影响了膏方的疗效。要解决这个问题，就一定要严格要求操作人员按照膏方的操作规定进行操作，药材要经过充分浸泡，并在药材煎煮前加入足量的水，一般应超过药面15cm，煎煮过程中应及时搅拌。另一个焦化现象是出现在药液浓缩过程中，随着药液的不断蒸发，药液中含水量减少，极易出现焦化现象。解决该问题要注意在煎煮完成过滤药渣时，一定要保证药液中药渣去除干净，药液静置至少6小时后，用4层纱布或者是80~100目药筛过滤，滤液滤除药渣后方可进行浓缩收膏，否则药渣残留在药液中浓缩时容易沉底，易被焦化；还要注意及时搅拌，特别是浓缩后期更要不断搅拌，以防焦化并产生焦味。另外，辅料处理时糖及蜂蜜炼制好后要用绢纱过滤，放入浓缩好的药液中。

（二）返砂

膏方放置日久后，易产生糖和膏滋的成分相分离或者有颗粒状

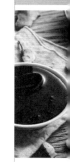

晶体析出的现象，称为返砂。制膏时所用的糖一定要炼制到位即炒透（糖全部融化成老黄色），方可避免发生。如果发生这种现象将膏方加热即可。

（三）操作注意事项

（1）整个膏方加工过程中每一步都要进行详细记录，每个加工时段完成后，应有操作人员进行清场并记录。

（2）煎膏加工过程应设置一名有经验的具有中药师以上资质的人员担任质量员，负责膏方加工过程的质量管理。

（3）整个加工过程中，中药饮片、贵细药材、各种容器、煎药锅上应有明显的标识与状态标记，避免混淆。

（4）应严格按照膏方操作规程，核对处方姓名、加工单、加工原料、辅料，并签名确认。

（四）影响出膏量的因素

膏方的出膏量应根据具体膏方用药而定，具体影响因素有以下几个方面。

1. 浸泡与否、浸泡时间、加水量、煎煮次数、煎煮时间

浸泡过程含浸润与渗透、解析与溶解和浸出成分扩散三个阶段。水是极性较强的溶剂，可溶解大多数生物碱盐类、苷类、有机酸类、氨基酸类、鞣质、蛋白质、果胶、黏液质、色素、淀粉、酶等物质。因此，浸泡应用冷水不宜用开水，开水会使得药材表面淀粉蛋白质变形凝固，阻碍水分渗入内部，使水分难以渗入药物内部，使有效成分难以溶出。

2. 药材品种和数量

对于同一种药材，质量好坏与出膏量有关，另外饮片大小、厚薄、粒度与出膏量也有关系。粒度小与溶剂接触面积大，扩散面积大，易渗透，浸出量增加。但不能过细，细胞会破壁。

膏方使用的药材品种：①根及根茎类药材，多在秋冬或者初

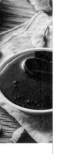

春发芽时采收，此时有效成分含量高，出膏量也比较高：如颜色深的有何首乌、生地黄、熟地黄、黄精以及全草中肉质茎的肉苁蓉；颜色浅的黄芪、南北沙参、党参、玉竹、天冬、麦冬、知母、怀牛膝、川牛膝、太子参、赤白芍、板蓝根、甘草、丹参、黄芩、巴戟天等。②皮类药材中出膏量较多的有丹皮、黄檗、杜仲等。③叶类、花类药材一般出膏量较低。④藻类、菌类、地衣类药材出膏多者有茯苓、猪苓等。⑤果实、种子类药材出膏量多的有山萸肉、枸杞子、薏苡仁、酸枣仁、杏仁、五味子等。

辅料蜂蜜和胶类药物也是影响出膏量的至关因素，如选取品种数量适当，可以使膏滋色泽、甜度、流动性、数量等均显示出高水准。

第三节　膏方制备场所、设备及人员要求

一、膏方制备的场地和设备要求

（一）膏方制备的场地要求

（1）膏方加工制备场地要考虑周围空气质量、四季（以冬季为主）主要风向、水源水质等条件，必须符合国家规定的中药加工生产相关要求。

（2）膏方加工制备厂房等设施应总体布局合理，区域分隔清晰，不得互相妨碍。须安装防止昆虫、鸟类等动物进入的设施，设置备用照明，并合理配置消防设备。

（3）膏方制作场地附近须无废气、废水、废渣等污染源。

（4）膏方制备场地必须有足够的面积，室内墙面、地面、屋顶应光滑无缝隙，不得有微粒脱落，并能清洗和消毒。

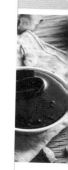

（5）场地分布一般分为饮片储藏区、细料配方区、浸药区、煎煮收膏区、凉膏区、冷藏区。

①饮片储藏区、细料配方区。应有一定的面积，以便对每料膏方的中药饮片、贵重药、辅料等进行储藏和核对。宜阴凉干燥，通风良好，运送便利。

②浸药区。用于浸泡饮片。面积应满足每批可同时生产制作的膏方数量所对应浸泡桶的数量；地面要平整，方便摆放浸泡用具，并留出通道便于饮片运送；有冷、热水进水，用于饮片浸泡和地面清洗；合理配置紫外线消毒灯。

③煎煮收膏区。用于煎煮、浓缩、收膏、分装等工序的操作。面积以每批可同时生产制作的膏方数量，对应的大、小炉灶数而合理配备；应有煤气灶或不锈钢夹层蒸汽锅，并有良好排风设施和下水道。合理配置紫外线消毒灯。

④凉膏区。用于凉膏及封装操作。应可控制室内温度、湿度，室内温度宜控制在10℃以下，湿度宜控制在45%～65%；适当增加紫外线消毒灯配置。有条件的凉膏间应为洁净室，洁净级别为10万级，目的是将空气中飘浮的灰尘、纤维、细菌等微粒除去，降低膏方被污染的可能性。

⑤冷藏区。用于储藏、发放封装好的膏方成品。应可控制室内温度、湿度，室内温度宜控制在10℃左右，湿度宜控制在50%～70%；适当配置紫外线消毒灯；领药窗口不宜与藏区直接相通。

（二）膏方制备的设备及器具要求

膏方制备常用的设备有：铜锅或煎药机，压榨设备，不锈钢容器，不锈钢筛网、竹片、膏方包装机等。应避免使用易碎，易脱屑、易长霉的器具。常用器具的要求如下。

1. 浸泡容器

浸泡饮片用的容器宜选用陶瓷、铜质、不锈钢等材质的桶或锅，忌用铁质容器。

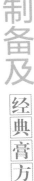

2. 煎煮药锅

煮药用的锅宜选铜锅，其中以紫铜锅为最佳，也可用不锈钢锅或砂锅，忌用铁锅；大锅一般直径50cm左右，高40cm左右。

3. 搅拌用具

搅拌棒宜选用竹片，一般大锅用的竹片长60～70cm，宽3～5cm，厚0.5～1cm；小锅用的竹片长35～45cm，宽1.5～3cm，厚0.3～0.5cm。

4. 过滤用具

浓缩时过滤用80目药筛（或用4层纱布代替）；收膏时过滤用60目药筛（或用3层纱布代替）。

5. 成品容器

盛放膏方成品的容器首选广口的陶瓷罐，容积在1500mL以上；也可用玻璃瓶或塑料罐等；或用自动分装机灌装至真空塑料包装袋。

6. 存放货架

放置膏方成品可用木制或金属的货架，每层间隙一般为成品容器高度的1.5倍以上；也可用消毒柜存放。

二、膏方制备的人员要求

配方员应持专业证书上岗，复核员由专职中药师担任。煎膏人员应经过中医膏方煎膏岗位培训，考核合格方能上岗。膏方制作人员应进行岗前健康检查，凡患有传染性疾病及化脓性或渗出性皮肤病（包括脓肿、疮疖、湿疹、干癣等）不得从事膏方制作生产。操作人员必须穿戴工作衣、鞋、帽、口罩才能允许上岗，不准佩戴饰品。离开操作场所再返回操作场所时，应洗手、消毒。

第四节　膏方的质量控制

一、传统经验对膏方的质量要求

膏方的传统质量检查方法有4种：①手捻法（俗称"打白丝"）：即用拇指和食指蘸取少许膏滋，拉开成丝状而不黏手（冬天打丝）。②挂旗法：即用搅拌棒将膏滋挑起，成片状缓慢下落（夏天挂旗）。③滴水成珠法：即将膏滋滴到冷水中，仍保持圆珠状。④水印法：即将膏滋滴到吸水性好的白纸上，水印不会扩散。

传统的膏方应达到如下"六字"标准：亮、黏、润、净、滑、爽。"亮"：观察膏滋的色泽，呈现自然的深褐色，且有光泽不暗淡；"黏"：摇动瓶身观察膏滋的流动状况，能以润泽的形态缓慢流动为好；"润"：即润泽度，好的膏滋光滑油润；"净"：即质地纯净，没有一点杂质；"滑"：好的膏滋吃到口里，不会粘腻在口里产生阻塞感；"爽"：好的膏滋口感爽滑，吃过以后留有余香。加工道地、质量上乘的膏方，可见膏体外观细腻、黑润而有光泽，膏体稠厚适中，呈半固体状，并且嗅之有药物的清香。

二、《中国药典》对膏方的质量要求

临方膏滋在理论上应属于《中国药典》（2015版四部）制剂通则项下煎膏剂（膏滋）范畴。

《中国药典》（2015版四部）对煎膏剂规定如下。

1. 煎膏剂在生产与贮藏期间应符合下列有关规定

（1）饮片按各品种项规定的方法煎煮，滤过，滤液浓缩至规定

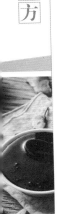

中药膏方制备及经典膏方

的相对密度，即得清膏。

（2）如需加入药粉，除另有规定外，一般应加入细粉。

（3）清膏按规定量加入炼蜜或糖（或转化糖）收膏；若需加药物细粉，待冷却后加入，搅拌混匀。除另有规定外，加炼蜜或糖（或转化糖）的量，一般不超过清膏量的3倍。

（4）煎膏剂应无焦臭、异味，无糖的结晶析出。

（5）除另有规定外，煎膏剂应密封，置阴凉处贮存。

2. 检查

【相对密度】 除另有规定外，取供试品适量，精密称定，加水约2倍，精密称定，混匀，作为供试液。照《中国药典》（2020版四部）相对密度测定法（通则0601）测定，按下式计算，应符合各品种项下有关规定。

相对密度计算公式：

$$供试品相对密度 = \frac{W_1 - W_1 \times f}{W_2 - W_1 \times f}$$

式中：W_1 为比重瓶内供试品溶液的重量（g）；

W_2 为比重瓶内水的重量（g）；

$$f = \frac{加入供试品中的水重量}{供试品重量 + 加入供试品中的水重量}。$$

一般规定煎膏剂相对密度不低于1.38（20℃）。《中国药典》2020年版收载品种相对密度标准：川贝雪梨膏相对密度不低于1.10，阿胶补血膏相对密度应为1.25～1.27，养阴清肺膏相对密度不低于1.37，益母草膏相对密度应不低于1.36，枇杷叶膏相对密度应为1.42～1.46。凡加饮片细粉的煎膏剂，不检查相对密度。

【不溶物】 取供试品5g，加入热水200mL，搅拌使溶化，放置3分钟后观察，不得有焦屑等异物。

加饮片细粉的煎膏剂，应在未加入药粉前检查，符合规定后方可加入药粉。加入药粉后不再检查不溶物。

【装量】 照最低装量检查法（《中国药典》2020年版四部通

则0942）检查，应符合规定。

【微生物限度】 照非无菌产品微生物限度检查：微生物计数法（《中国药典》2020年版四部通则1105）和控制菌检查法（《中国药典》2020年版四部通则1106）检查，应符合非无菌药品微生物限度标准（《中国药典》2020年版四部通则1107）。

（1）不含饮片原粉的膏方。

需氧菌总数：每1g或1mL不得过100cfu。

霉菌和酵母菌总数：每1g或1mL不得过10cfu。

不得检出大肠埃希菌（1g或1mL）；含脏器提取物的制剂还不得检出沙门菌（10g或10mL）。

（2）含饮片原粉的膏方。

不含豆豉、神曲等发酵原粉：需氧菌总数：每1g或1mL不得过500cfu。霉菌和酵母菌总数：每1g或1mL不得过100cfu。

含豆豉、神曲等发酵原粉：需氧菌总数：每1g或1mL不得过1000cfu。霉菌和酵母菌总数：每1g或1ml不得过100cfu。

不得检出大肠埃希菌（1g或1mL）；不得检出沙门菌（10g或10mL）；耐胆盐革兰阴性菌应小于10cfu（1g或1mL）。

第五节　膏方的保存

膏方在贮藏过程中易发霉变质，影响膏方质量和临床疗效。所以膏方必须妥善保管，并注意掌握好以下几点。

（1）炼蜜炼糖时水分要完全蒸发。

（2）收膏时滴水成珠，膏方中水分含量较少不容易发霉。

（3）容器使用前消毒烘干备用，不宜消毒后长时间存放，烘干后不宜接触水蒸气。

（4）膏方装入容器后不宜立即加盖，需放置过夜，凉膏彻底后再加盖，避免水分蒸发到容器盖上使膏方容易发霉。

（5）膏方应及时放入阴凉干燥处或冰箱中；膏方启用后，不要放在湿热、潮湿的环境。

（6）取用膏方时汤勺要干燥，不要带进水分。

第六节　膏方制作举例

一、龟鹿二仙膏

【处方】　龟甲250g，党参47g，鹿角250g，枸杞子94g。

【制作方法】

（1）浸泡和煎煮。①将龟甲击碎放入砂锅中，加清水适量，煎煮24小时，滤取药汁。用相同的方法再煎煮两次，合并药汁。②将鹿角截碎，漂泡至水清，取出放入砂锅中，加清水适量，煎煮3次，第一、二次各30小时，第三次20小时，滤取药汁，合并。③将党参、枸杞子放入砂锅中，加清水适量，浸泡2小时，煎煮三次，第一、二次各2小时，第三次1.5小时，滤取药汁，合并。

（2）药汁浓缩。分别取上述3种药汁，合并，先用大火煎熬，加速水分蒸发，并随时撇去泡沫，让药汁慢慢变稠厚，再改用小火浓缩，并不断搅拌，防止药汁转厚粘底烧焦。当药汁滴在纸上不散开时，停止煎熬，即得清膏。

（3）炼糖。将蔗糖500g倒入砂锅中，小火加热，不断翻炒，开始时糖液呈金黄色，所泛泡发亮光，当糖液微有青烟产生时即停止加热，得转化糖。

（4）收膏。将转化糖倒入清膏中，小火煎熬，充分搅拌，直至成膏（膏体出现"夏天挂旗，冬天打丝"的现象），即可。

（5）凉膏及包装。将膏滋倒入洁净的陶瓷或玻璃器皿中，待膏方凉透，密封。

注意：因煎煮时间过长，煎煮过程中，不可断火，水将干时添加热水。

【功能与主治】　温肾益精，补气养血。用于肾虚精亏所致的腰膝酸软、遗精、阳痿。

【用法与用量】　口服。1次15～20g，1日3次。

【注意】　脾胃虚弱者慎用。

【贮藏】　密封，置阴凉处。

二、添精补肾膏

【处方】　党参45g，淫羊藿45g，茯苓45g，酒肉苁蓉45g，当归45g，盐杜仲45g，锁阳（酒蒸）45g，龟甲胶45g，制远志45g，炙黄芪45g，狗脊45g，熟地黄60g，巴戟天（酒制）45g，枸杞子45g，川牛膝45g，鹿角胶30g。

【制作方法】

（1）浸泡。将除龟甲胶和鹿角胶以外的十四味饮片放入砂锅中，加入适量水，浸泡2小时。

（2）煎煮。先用大火煎沸，后改用小火煎煮，共煎煮两次，每次2小时，滤过，合并药汁。

（3）浓缩。将药汁倒入砂锅中，用大火煎熬，慢慢变成稠厚，再改用小火浓缩，并不断搅拌，防止药汁转厚粘底烧焦。当药汁滴在纸上不散开时，停止煎熬，即得清膏。

（4）化胶。把龟甲胶和鹿角胶打碎，加入黄酒250g浸泡，至泡软后，放入蒸锅架上，隔水蒸至完全烊化，备用。

（5）炼糖。将蔗糖500g倒入砂锅中，小火加热，不断翻炒，至糖液呈金黄色，微有青烟产生时即停止加热，得转化糖。

（6）收膏。将转化糖和龟甲胶、鹿角胶液倒入清膏中，小火煎熬，充分搅拌，直至成膏（膏体出现"夏天挂旗，冬天打丝"的现象），即可。

（7）凉膏及包装。将膏滋倒入洁净的陶瓷或玻璃器皿中，待膏方凉透，密封。

【功能与主治】 温肾助阳，补益精血。用于肾阳亏虚、精血不足所致的腰膝酸软、精神萎靡、畏寒怕冷、阳痿遗精。

【用法与用量】 冲服或炖服。1次9g，1日2次，或遵医嘱。

【注意】 伤风感冒忌服。

【贮藏】 密封，置阴凉处。

三、二冬膏

【处方】 天冬500g，麦冬500g。

【制作方法】

（1）浸泡。将天冬和麦冬放入砂锅中，加入适量水，浸泡2小时。

（2）煎煮。先用大火煎沸，后改用小火煎煮，共煎煮3次，第一次3小时，第二、三次各2小时，滤过，合并药汁。

（3）浓缩。将药汁倒入砂锅中，用大火煎熬，慢慢变成稠厚，再改用小火浓缩，并不断搅拌，防止药汁转厚粘底烧焦。当药汁滴在纸上不散开时，停止煎熬，即得清膏。

（4）炼蜜。将蜂蜜置于锅内加热，使之完全溶化，不断捞去浮沫，至蜜中水分大部分蒸发，翻起大泡，呈老红色时，酌加约10%的冷水，再继续加热使沸，随后乘热倾出，过滤，即得炼蜜。

（5）收膏。以每100g清膏加炼蜜50g的比例将炼蜜加入清膏中，小火煎熬，充分搅拌，直至成膏（膏体出现"夏天挂旗，冬天打丝"的现象），即可。

（6）凉膏及包装。将膏滋倒入洁净的陶瓷或玻璃器皿中，待膏方凉透，密封。

【功能与主治】 养阴润肺。用于肺阴不足引起的燥咳痰少、痰中带血、鼻干咽痛。

【用法与用量】 口服。1次9~15g，1日2次。

【贮藏】 密封，置阴凉处。

四、阿胶补血膏

【处方】 阿胶50g，熟地黄100g，党参100g，黄芪50g，枸杞子50g，白术50g。

【制作方法】

（1）浸泡。将除阿胶以外的五味饮片放入砂锅中，加入适量水，浸泡2小时。

（2）煎煮。先用大火煎沸，后改用小火煎煮，共煎煮三次，第一次3小时，第二、三次各2小时，滤过，合并药汁。

（3）浓缩。将药汁倒入砂锅中，用大火煎熬，慢慢变成稠厚，再改用小火浓缩，并不断搅拌，防止药汁转厚粘底烧焦。当药汁滴在纸上不散开时，停止煎熬，即得清膏。

（4）收膏。将阿胶打成细粉和蔗糖382g加入清膏中，混匀，小火煎熬，充分搅拌，直至成膏（膏体出现"夏天挂旗，冬天打丝"的现象），即可。

（5）凉膏及包装。将膏滋倒入洁净的陶瓷或玻璃器皿中，待膏方凉透，密封。

【功能与主治】 补益气血，滋阴润肺。用于气血两虚所致的久病体弱、目昏、虚劳咳嗽。

【用法与用量】 口服。1次20g，早晚各1次。

【贮藏】 密封，置阴凉处。

五、夏枯草膏

【处方】 夏枯草2500g。

【制作方法】

（1）浸泡。将夏枯草放入砂锅中，加入适量水，浸泡2小时。

（2）煎煮。先用大火煎沸，后改用小火煎煮，共煎煮3次，每次2小时，滤过，合并药汁。

（3）浓缩。将药汁倒入砂锅中，用大火煎熬，慢慢变成稠厚，再改用小火浓缩，并不断搅拌，防止药汁转厚粘底烧焦。当药汁滴在纸上不散开时，停止煎熬，即得清膏。

（4）炼蜜。将蜂蜜置于锅内加热，使之完全溶化，不断捞去浮沫，至蜜中水分大部分蒸发，翻起大泡，呈老红色时，酌加约10%的冷水，再继续加热使沸，随后乘热倾出，过滤，即得炼蜜。

（5）收膏。以每100g清膏加炼蜜200g的比例将炼蜜加入清膏中，小火煎熬，充分搅拌，直至成膏（膏体出现"夏天挂旗，冬天打丝"的现象），即可。

（6）凉膏及包装。将膏滋倒入洁净的陶瓷或玻璃器皿中，待膏方凉透，密封。

【功能与主治】 清火，散结，消肿。用于火热内蕴所致的头痛、眩晕、瘰疬、瘿瘤、乳痈肿痛；甲状腺肿大、淋巴结核、乳腺增生病见上述证候者。

【用法与用量】 口服。1次9g，1日2次。

【贮藏】 密封，置阴凉处。

六、银屑灵膏

【处方】 苦参40g，甘草40g，白鲜皮54g，防风40g，土茯苓81g，蝉蜕54g，黄檗27g，生地黄54g，山银花54g，赤芍27g，连翘40g，当归40g。

【制作方法】

（1）浸泡和煎煮。①将山银花、连翘、防风、蝉蜕四味放入砂锅中，加入适量水，浸泡2小时。煎煮2次，每次1小时，滤过，合并药汁。②将其余苦参等八味放入砂锅中，加入适量水，浸泡2小时。煎煮3次，每次1小时，滤过，合并药汁。

（2）浓缩。分别取上述两种药汁，合并，先用大火煎熬，加速水分蒸发，并随时撇去泡沫，让药汁慢慢变稠厚，再改用小火浓缩，并不断搅拌，防止药汁转厚粘底烧焦。当药汁滴在纸上不散开时，停止煎熬，即得清膏。

（3）炼糖。将蔗糖600g倒入砂锅中，小火加热，不断翻炒，至糖液呈金黄色，微有青烟产生时即停止加热，得转化糖。

（4）收膏。取上述转化糖，倒入清膏中，小火煎熬，充分搅拌，直至成膏（膏体出现"夏天挂旗，冬天打丝"的现象），即可。

（5）凉膏及包装。将膏滋倒入洁净的陶瓷或玻璃器皿中，待膏方凉透，密封。

【功能与主治】　清热燥湿，活血解毒。用于湿热蕴肤、瘀滞不通所致的白疕，症见皮损呈红斑湿润，偶有浅表小脓疱，多发于四肢屈侧部位；银屑病见上述证候者。

【用法与用量】　口服。1次30g，1日2次，或遵医嘱。

【注意】　孕妇禁用；忌食刺激性食物。

【贮藏】　密封，置阴凉处。

七、固元膏

【处方】　阿胶250g，黑芝麻250g，核桃仁200g。

【制作方法】

（1）备料。分别将黑芝麻、核桃仁炒香，备用。

（2）化胶。将阿胶打碎，加入黄酒250g浸泡，至泡软后，放入蒸锅架上，隔水蒸至阿胶完全烊化。

（3）收膏。将烊化好的阿胶黄酒倒入锅中用小火边熬边搅，熬制30分钟，加少量水和冰糖200g，继续熬至成膏（膏体出现"夏天挂旗，冬天打丝"的现象）。加入炒熟的黑芝麻搅拌，然后加入炒熟的核桃仁搅拌均匀，即可。

（4）凉膏及包装。待膏滋稍凉倒入保鲜膜中压按成块，包上保鲜膜，最后整理成方形，置冰箱零度冷藏2小时结块，取出切块，密封。

【功能与主治】 补血、补肾。用于气血亏虚的中年女性，肾阴阳两亏、肝血不足的老年人，以及体质差的人群。

【用法与用量】 口服。1次30g，1日2次。

【注意】 湿阻中满、便溏或泄泻者，阴虚火旺、痰热咳嗽者，内有郁火及外感未清者均忌服。

【贮藏】 密封，冷藏保存。

八、十全大补膏

【处方】 党参24g，炒白术36g，茯苓36g，炙甘草12g，当归36g，熟地黄48g，川芎24g，炒白芍36g，炙黄芪48g，肉桂12g，生姜30g，大枣10枚。

【制作方法】

（1）浸泡。将以上12味饮片放入砂锅中，加入适量水，浸泡2小时。

（2）煎煮。先用大火煎沸，后改用小火煎煮，共煎煮3次，第一次2小时，第二次和第三次各1小时，滤过，合并药汁。

（3）浓缩。将药汁倒入砂锅中，用大火煎熬，慢慢变成稠厚，再改用小火浓缩，并不断搅拌，防止药汁转厚粘底烧焦。当药汁滴在纸上不散开时，停止煎熬，即得清膏。

（4）炼蜜。将蜂蜜置于锅内加热，使之完全溶化，不断捞去浮沫，至蜜中水分大部分蒸发，翻起大泡，呈老红色时，酌加约10%的冷水，再继续加热使沸，随后乘热倾出，过滤，即得炼蜜。

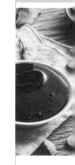

（5）收膏。以每100g清膏加炼蜜200g的比例将炼蜜加入清膏中，小火煎熬，充分搅拌，直至成膏（膏体出现"夏天挂旗，冬天打丝"的现象），即可。

（6）凉膏及包装。将膏滋倒入洁净的陶瓷或玻璃器皿中，待膏方凉透，盖上盖子，密封保存。

【功能与主治】 温补气血。用于气血两虚，面色苍白，气短心悸，头晕自汗，四肢不温。

【用法与用量】 温开水冲服。1次10～15g，1日2次。

【注意】 孕妇忌用，身体壮实不虚者忌服。

【贮藏】 密封，置阴凉处。

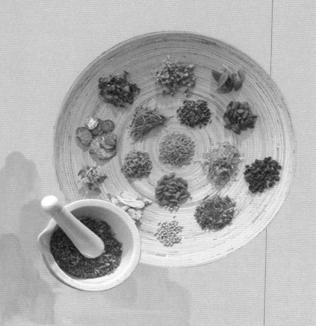

第三章

中医
经典膏方选粹

第一节　补益膏方

膏方：阿胶膏

【来源】　宋·王怀隐等撰《太平圣惠方》卷六。

【组成】　阿胶（3两，捣碎，炒令黄燥，捣末），白羊肾（3对，去筋膜，切、细研），杏仁（3两，汤浸，去皮尖双仁，麸炒微黄，研如膏），山药（2两，捣为末），薤白（1握，细切），黄牛酥（4两），羊肾脂（4两，煮去滓）。

【图解】

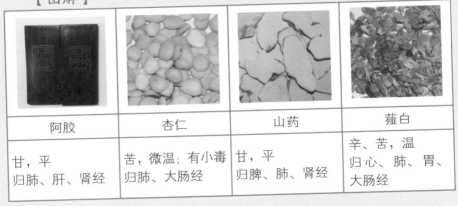

阿胶	杏仁	山药	薤白
甘，平 归肺、肝、肾经	苦，微温；有小毒 归肺、大肠经	甘，平 归脾、肺、肾经	辛、苦，温 归心、肺、胃、大肠经

【功效与主治】　补气养血，滋阴润肺。用于肺气喘急，下焦虚伤。

【制作方法】　阿胶90g捣碎，炒到颜色变黄、干燥，然后捣末；白山羊（或白绵羊）的肾3对，去筋膜，切碎后研细；杏仁90g用水浸泡，去皮尖及双仁，用麸炒至颜色微黄，研细如膏状；山药60g捣为末；1把薤白切细；黄牛酥120g；羊肾脂120g，煮后去渣。

上药混合均匀，装于瓷瓶内，蒸半日，令药成膏，冷却后储存于干燥的瓷瓶中。

【服用方法】 每日1汤匙，以温黄酒调服，不饮酒者以白开水化服。

膏方：白术膏

【来源】 清·冯楚瞻《冯氏锦囊·杂症》卷五。

太阴主生化之源，其性喜燥，其味喜甘，其气喜温，白术备此三者，故为中宫要药。配以白蜜，和其燥也，且甘味重则归脾速。陶氏颂云：百邪外御，六腑内充，味重金浆，芳蹿玉液，岂无故而得此隆誉哉？

【组成】 白术［10斤（1斤=500g，后同），取于潜出者，先煮粥汤待冷，浸1宿，刮去皮，净，切片，用山黄土蒸之，晒干，再以米粉蒸之，晒干］，蜂蜜1斤。

【图解】

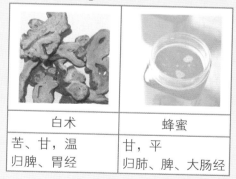

白术	蜂蜜
苦、甘，温 归脾、胃经	甘，平 归肺、脾、大肠经

【功效与主治】 补脾健胃，和中进食。用于脾胃不和，饮食无味，大便泄泻。

【制作方法】 将5000g白术放入水中煮沸放凉，浸1夜，刮去皮，洗干净切片，用山黄土蒸，晒干，再以米粉蒸，晒干。以上药物加水20L，柴火煎至6L左右，加蜂蜜500g，熬成膏，以入水不散为度。冷却后装入干燥的瓷瓶中保存。

【服用方法】 每次10～15mL，每日3次，淡姜汤送服。

【各家论述】 宋《小儿卫生总微论方》卷十所载白术膏为白术半两，白茯苓1分，人参（去芦）1分，滑石1分，泽泻半两。上药为末，炼蜜和膏。有"益气健脾，利水渗湿"之功。主治："小儿暑月中热，或伤暑伏热，头目昏痛，霍乱吐泻，腹满气瘕，烦躁作渴，小便不利；并治小儿脾胃不和，腹胀气瘕，不美乳食。" 据剂型当作"白术丸"。

元·伦维亨《名家方选》所载白术膏为猪皮3钱，桑白皮（生）3钱，白术瓤肉（为末）各2钱8分，黑豆3合。以水2升，煮取4合，去滓，入酒5合，更煮取3合，令如泥，更加术末。每服2钱，白汤送下。主治"水肿迫胸部者"。

明·张时彻《摄生众妙方》卷二中收录的"白术助胃丹"亦为白术膏。仅有一味药，为上好片术（全无一些苍色者）。"切开，入瓷锅，水浮于药一手背，文武火煎干一半，倾置1瓶盛之。又将滓煎，又如前并之于瓶，凡煎3次，验术滓嚼无味乃止，去滓，却将3次所煎之汁，仍入瓷锅内文武火慢慢熬成膏。"有"健脾祛湿，温中，益气固表，止久泻痢，善补脾胃，进饮食，生肌肉，除湿化痰"等功效。主治："脾胃大虚，自汗乏力，四肢怠倦，饮食不思，或食而不化，呕吐泻痢，泻下完谷、白沫，慢性湿疹（顽湿），下肢慢性溃疡（臁疮），手足汗疱疹。"其书中另记载白术膏为白术1斤、人参4两组成，"上切，以沸过熟水15碗浸1宿，次日桑柴文武火煎成膏，仍成1斤4两，入炼蜜4两。"有补养功效。

明·李梴《医学入门》卷七中所载白术膏仅有两味药，为白术500g、陈皮120g。主治："一切脾胃不和，饮食无味，泄泻。"

明·吴旻辑《扶寿精方》中所载白术膏又名"助胃膏"，为人参、白术（炒）、白茯苓、甘草（炙）、白豆蔻、肉豆蔻（面包煨）、木香、山药、砂仁等药组成。有"和脾胃，进饮食，利水消积"等功效。主治：小儿吐泻，小儿伤乳停食，胃弱脾虚，中气不足，小水不利，寒湿腹痛，泄泻不止。据剂型当作"白术丸"。

膏方：百补膏

【来源】 清·陶承熹《惠直堂经验方》卷一·补虚门。
此膏治心血、肾水不足及诸虚。

【组成】 玉竹、枸杞子、龙眼肉、核桃肉、女贞子各一斤。

【图解】

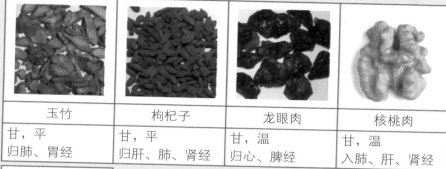

玉竹	枸杞子	龙眼肉	核桃肉
甘，平 归肺、胃经	甘，平 归肝、肺、肾经	甘，温 归心、脾经	甘，温 入肺、肝、肾经

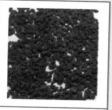

女贞子
甘、苦，凉 归肝、肾经

【功效与主治】 滋阴养血补虚。用于治心血、肾水不足及诸虚。

【制作方法】 玉竹500g、枸杞子500g、龙眼肉500g、核桃肉500g、女贞子500g，砂锅内多水煎一汁、二汁、三汁，合熬用文武火。俟滴水成珠，加蜂蜜500g，再熬成膏，瓷瓶收贮。

【服用方法】 每日早晚10g，开水调服。

【来源】 《医方类聚》卷一五三引《瑞竹堂方》。

【组成】 牛髓4两（炼，去粗），胡桃肉4两（去皮壳），杏仁4两（去皮尖），山药半斤。

【图解】

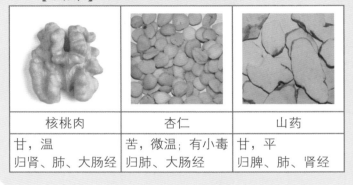

核桃肉	杏仁	山药
甘，温 归肾、肺、大肠经	苦，微温；有小毒 归肺、大肠经	甘，平 归脾、肺、肾经

【功效与主治】 壮元阳，益精气，助胃润肺。用于治疗肺肾不足、腰膝酸软、咳喘短气、眩晕健忘、大便虚秘者。

【制作方法】 将核桃120g（去皮壳），杏仁120g（去皮尖），山药240g，三味捣为膏，蜂蜜500g，去白沫，与牛髓120g同和匀，入瓷罐内，汤煮一日。

【服用方法】 以3g用酒或白开水化服下。

【各家论述】 明·龚廷贤《寿世保元》：加人参（四两），红枣（去皮核半斤），一论治伤寒汗吐下后。及行倒仓法吐下后。与诸症用攻击之过。以至元气耗惫。用此补之。韩飞霞曰：人参炼膏，回元气于无何有之乡，王道也。又肺虚嗽，亦有人参膏补之。如肺虚兼有火邪者，人参膏与天门冬膏对服之最妙。

【来源】 明·孙文胤《丹台玉案》。

【组成】 白术3两，当归3两，生地黄3两，川牛膝3两，沉香 3 两，人参 4 两，沙参 4 两，天门冬 4 两，阿胶 4 两，山茱萸 4 两，核桃肉 4 两，龙眼肉 4 两。

【图解】

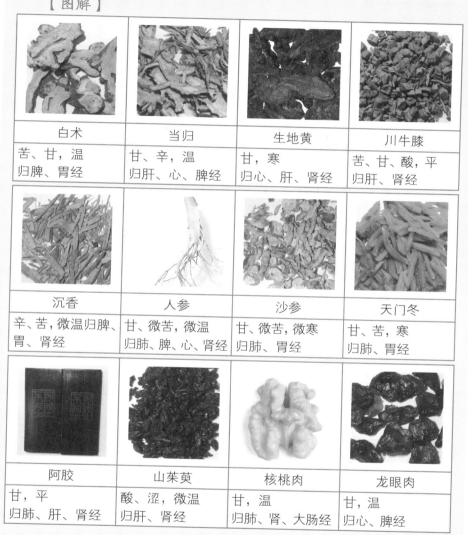

白术	当归	生地黄	川牛膝
苦、甘，温 归脾、胃经	甘、辛，温 归肝、心、脾经	甘，寒 归心、肝、肾经	苦、甘、酸，平 归肝、肾经
沉香	人参	沙参	天门冬
辛、苦，微温归脾、胃、肾经	甘、微苦，微温 归肺、脾、心、肾经	甘、微苦，微寒 归肺、胃经	甘、苦，寒 归肺、胃经
阿胶	山茱萸	核桃肉	龙眼肉
甘，平 归肺、肝、肾经	酸、涩，微温 归肝、肾经	甘，温 归肺、肾、大肠经	甘，温 归心、脾经

【功效与主治】 补肾益精。治肾气不足，下元虚乏，脐腹疼痛，脚膝缓弱，肢体倦怠，面色萎黄，腰疼背胀。

【制作方法】 白术90g，当归90g，生地黄90g，川牛膝90g，沉香90g，人参120g，沙参120g，天门冬120g，阿胶120g，山茱萸120g，核桃肉120g，龙眼肉120g，上为咀片，以桑树柴文武火成膏煎熬。

【服用方法】 每次10g，不拘时服。

膏方：补真膏

【来源】 明·龚廷贤《万病回春》卷二·内伤。

【组成】 人参（去芦）4两，山药（蒸熟，去皮）1斤，芡实（水浸3日，去壳皮，蒸熟）1斤，莲肉（水浸，去心皮）1斤，红枣（蒸熟，去皮核）1斤，杏仁（水泡，去皮尖，蒸熟）1斤，核桃肉（水浸，去皮壳）1斤，真沉香3钱（另研为末），蜂蜜6斤（用锡盆分作3份，入盆内滚水炼蜜，如硬白糖为度，只有3斤干净），真酥油1斤（和蜜蒸化）。

【图解】

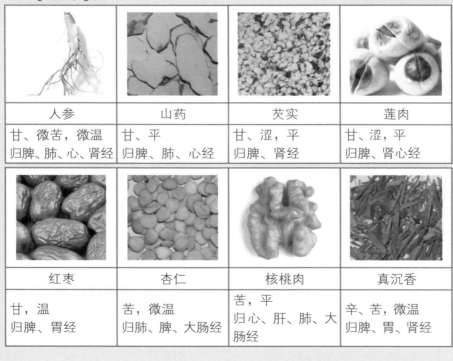

人参	山药	芡实	莲肉
甘、微苦，微温 归脾、肺、心、肾经	甘、平 归脾、肺、心经	甘、涩，平 归脾、肾经	甘、涩，平 归脾、肾心经

红枣	杏仁	核桃肉	真沉香
甘，温 归脾、胃经	苦，微温 归肺、脾、大肠经	苦，平 归心、肝、肺、大肠经	辛、苦，微温 归脾、胃、肾经

【功效与主治】 大补真元。用于元气亏虚，症见久咳、遗精、五更泄等。

【制作方法】 人参200g，山药500g，芡实500g，莲肉500g，红枣500g，杏仁500g，核桃肉500g，真沉香30g，蜂蜜300g，真酥油500g。

将上八味和成一处，磨极细末，入酥油、蜜内搅匀如膏，入新瓷罐内，以盛一斤为度，用纸封固，勿令透风。

【服用方法】 每日清晨用白滚水调服数匙，临卧时又一服，忌铁器。

膏方：大造固真膏

【来源】 清·冯楚瞻《冯氏锦囊秘录·杂证》卷十四。

【组成】 补骨脂6两，核桃仁3两，山药4两，山茱萸3两，菟丝子4两，小茴香1.5两，肉苁蓉2两，巴戟天2两，鹿茸2两，五味子1.5两，人参2两，熟地黄12两，枸杞子6两，白术6两，紫河车1个。

【图解】

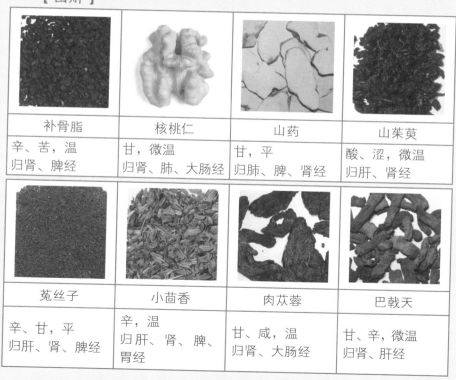

补骨脂	核桃仁	山药	山茱萸
辛、苦，温 归肾、脾经	甘，微温 归肾、肺、大肠经	甘，平 归肺、脾、肾经	酸、涩，微温 归肝、肾经

菟丝子	小茴香	肉苁蓉	巴戟天
辛、甘，平 归肝、肾、脾经	辛，温 归肝、肾、脾、胃经	甘、咸，温 归肾、大肠经	甘、辛，微温 归肾、肝经

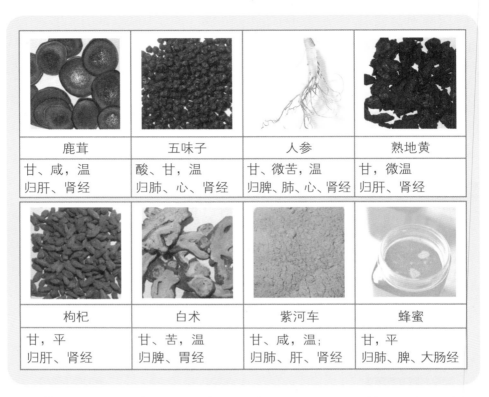

鹿茸	五味子	人参	熟地黄
甘、咸，温 归肝、肾经	酸、甘，温 归肺、心、肾经	甘、微苦，温 归脾、肺、心、肾经	甘，微温 归肝、肾经
枸杞	白术	紫河车	蜂蜜
甘，平 归肝、肾经	甘、苦，温 归脾、胃经	甘、咸，温； 归肺、肝、肾经	甘，平 归肺、脾、大肠经

【功效与主治】 填补精血，壮固元阳。用于精血亏损，肾阳不足，腰膝酸软，气短乏力，阳痿早泄。

【制作方法】 补骨脂300g，核桃仁150g，山药200g，山茱萸150g，菟丝子200g，小茴香80g，肉苁蓉100g，巴戟天100g，鹿茸100g，五味子80g，人参100g，熟地黄600g，枸杞子300g，白术300g，紫河车100g，白蜜500g。将后四药，熟地黄、枸杞子、白术、紫河车，饮片切碎，水浸后煎煮，纱布滤去药渣，如此三遍，将所滤汁液混匀，加热浓缩，下入蜂蜜，搅拌均匀，慢火浓缩至稠膏。再将前十一位药共为细末，加入稠膏，收膏，盛入可密封容器。

【服用方法】 每日早晚各一次，每次10g，用白开水化服。

【各家论述】 清·冯楚瞻《冯氏锦囊秘录·杂证》卷十四："然四肢为身之卒伍卑贱，尚有痿痹，尚谓根本有伤，枝叶先萎，多方调补为事，此则更为宗筋之要领，阴阳之交会，冲、任、督三

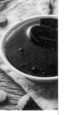

脉所流通，水火两肾之外候，生人活命之根本，诸经筋脉结聚之总都。若不内填精血，固注元阳，求其至理而充之，误取外治辛热强阳之法，益竭其内，尤非保生良法矣。故犯精滑者，当于梦遗门查看。难于得子者，当子女科嗣育门兼看。犯阳痿者，当于本门查看。三门互参，则固精种子，壮阳之道得矣。然阳者生人生物之本，天地造化之机也。得而保之，可以生发而无疆，得而纵之，是绝长养于化育，更非（张）之广集经文专门方论之心矣。幸尊生者鉴诸。"

膏方：当归地黄膏

【来源】　明·张时彻《摄生众妙方》卷二。

【组成】　当归1斤，生地黄1斤。

【图解】

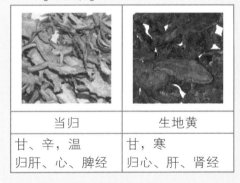

当归	生地黄
甘、辛，温 归肝、心、脾经	甘，寒 归心、肝、肾经

【功效与主治】　补血养阴。用于血虚生疮疡，皮肤干燥瘙痒，自汗遗精。

【制作方法】　当归500g、生地黄500g。放入瓷锅中一同煎煮两次，合并药液，过滤去滓，浓缩成膏，再加入蜂蜜文火加热收膏，盛入可密封容器。

【服用方法】　每日晨起服1汤匙。

【各家论述】　明·徐春甫《古今医统大全》卷九十三经验秘方亦收录此膏方，内容与《摄生众妙方》一致，文中当归膏实为当

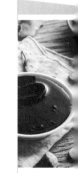

121

归地黄膏，"当归一斤，生地黄一斤，俱用竹刀切碎，亦同煎人参膏法。凡煎膏只要用慢性人，不疾不徐，不令焦与泛溢。凡盛膏须用净瓷瓶，每三四日，在饭锅上蒸一次，使不生白花。凡服膏，须自以意消息之"，"或血少生疮疡，肤燥痒，自汗遗精，便多服当归膏"。

膏方：当归膏

【来源】 明·徐春甫《古今医统大全》卷四十六。

【组成】 当归1斤4两（酒洗），白芍8两（微炒），生地黄半斤（酒洗），薏仁1斤（糯米炒，去粉），茯苓6两，白术10两（泻者，黄土微炒），莲肉半斤（去心），山药8两（炒），陈皮4两，人参3两（脉微者，倍之），甘草1两（半炙半生），枸杞子4两。

【图解】

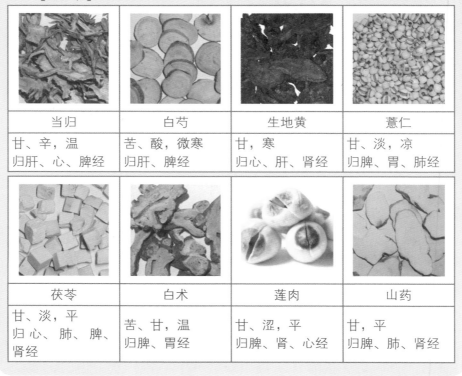

当归	白芍	生地黄	薏仁
甘、辛，温 归肝、心、脾经	苦、酸，微寒 归肝、脾经	甘，寒 归心、肝、肾经	甘、淡，凉 归脾、胃、肺经
茯苓	白术	莲肉	山药
甘、淡，平 归心、肺、脾、肾经	苦、甘，温 归脾、胃经	甘、涩，平 归脾、肾、心经	甘，平 归脾、肺、肾经

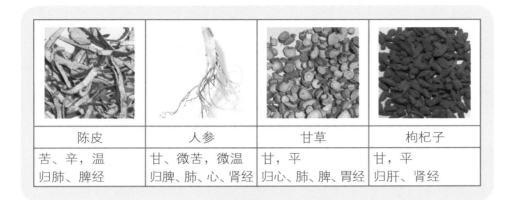

陈皮	人参	甘草	枸杞子
苦、辛，温 归肺、脾经	甘、微苦，微温 归脾、肺、心、肾经	甘，平 归心、肺、脾、胃经	甘，平 归肝、肾经

【功效与主治】　养血益气，健脾和中。用于脾胃虚弱。

【制作方法】　当归300g，白芍200g，生地黄200g，薏仁300g，茯苓200g，白术200g，莲肉300g，山药300g，陈皮150g，人参100g，甘草100g，枸杞子150g。上药人参另煎，余药同煎浓缩成膏，倒入人参药汁，加入蜂蜜500g收膏，盛入可密封容器。

【服用方法】　每日晨起服1汤匙。

膏方：地黄膏

【来源】　清·潘楫《医灯续焰》卷六劳极脉证第五十一。久服一月髭须如漆。

【组成】　生地黄3斤，捣取汁，茜草1斤。

【图解】

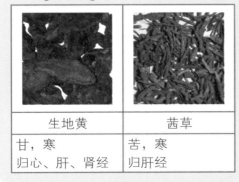

生地黄	茜草
甘，寒 归心、肝、肾经	苦，寒 归肝经

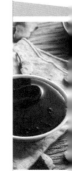

【功效与主治】　补肾滋阴，填髓固精，生血乌发。用于肾阴亏虚所致的须发白等症。

【制作方法】　生地黄600g捣取汁；茜草200g加水五大碗，煎绞取滤液。滤出滓再煎二三次取滤液。合并滤液，加热浓缩为膏即成。

【服用方法】　成人每日服一汤匙；用少量开水烊化后服用。

膏方：归脾大造膏

【来源】　清·魏之琇《续名医类案》卷十五咳嗽。

马元仪治杨咸时，咳嗽多痰，气逆作喘，自汗不食，已两月。脉之虚微无神，此劳倦致伤脾肺也。经云：劳则气耗。气与阴火，势不两立，气衰则火自胜，土虚既不能生金，阴火又从而克之，故喘咳而汗作矣。若行疏泄以定喘止嗽，是耗散其气也。用人参3钱，黄芪5钱，炙草5分，贝母1钱，杏仁、苏子各二钱，紫菀、桔梗、防风以佐之。兼进七味丸以培土母，归脾大造膏以实脾肺而愈。

【组成】　人参3钱，黄芪5钱，炙甘草5分，川贝母1钱，杏仁、苏子各2钱，紫菀、桔梗、防风以佐之。

【图解】

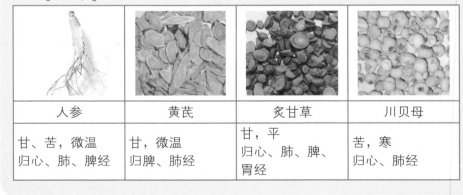

人参	黄芪	炙甘草	川贝母
甘、苦，微温 归心、肺、脾经	甘，微温 归脾、肺经	甘，平 归心、肺、脾、胃经	苦，寒 归心、肺经

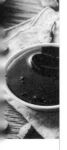

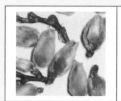	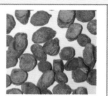	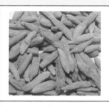	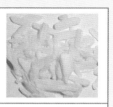
辛夷	黄芩	麦冬	石膏
苦，微温；有小毒 归肺、大肠经	辛，温 归肺、大肠经	辛、苦，温 归肺经	苦、辛，平 归肺经

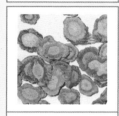
防风
辛、甘，微温归 膀胱、肝、脾经

【功效与主治】　补益肺气，定喘止嗽。用于气虚咳嗽。

【制作方法】　人参150g，黄芪250g，炙甘草25g，贝母50g，杏仁、苏子、紫苑、桔梗、防风各100g。九味药加水煎煮3次，滤汁去渣，合并滤液，加热浓缩为膏，加蜂蜜500g收膏即成。

【服用方法】　成人每日服一汤匙；用少量开水烊化后服用。

膏方：归茸膏

【来源】　清·祝登元《心医集》经验。

【组成】　当归（1斤，酒洗净，用好冬酒浸一宿），鹿茸（1斤，酒洗净，切片，用好红酒浸一宿），麦门冬（半斤，水浸去心），茯苓（4两，水浸去心），白术（4两，米泔水洗，切片，陈壁土炒），人参（4两），木香（2两，拣净为末），白豆蔻（2两，去壳为末），甘草（2两，为末），萝卜子（2两，微炒为末），川贝母（2两，去心为末），砂仁（2两，为末），没药（1两，为末），麝香（3

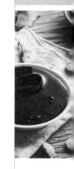

分，与贝没共为极细末）。

【图解】

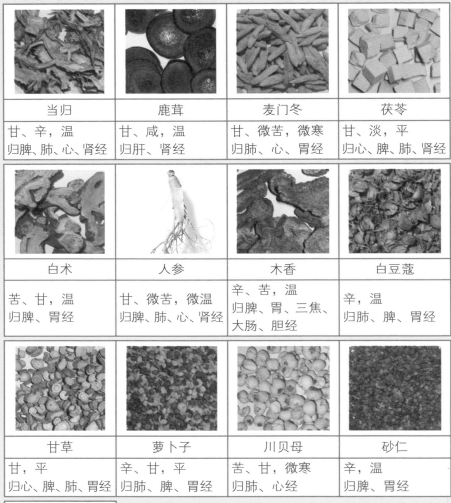

当归	鹿茸	麦门冬	茯苓
甘、辛，温 归脾、肺、心、肾经	甘、咸，温 归肝、肾经	甘、微苦，微寒 归肺、心、胃经	甘、淡，平 归心、脾、肺、肾经
白术	人参	木香	白豆蔻
苦、甘，温 归脾、胃经	甘、微苦，微温 归脾、肺、心、肾经	辛、苦，温 归脾、胃、三焦、大肠、胆经	辛，温 归肺、脾、胃经
甘草	萝卜子	川贝母	砂仁
甘，平 归心、脾、肺、胃经	辛、甘，平 归肺、脾、胃经	苦、甘，微寒 归肺、心经	辛，温 归脾、胃经

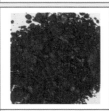

没药
辛、苦，平 归心、肝、脾经

【功效与主治】　补心血，升肾水，健脾胃，清痰理气。用于呕吐、恶心、嘈杂等症。此膏久服却病延年。

【制作方法】　当归500g、鹿茸500g、麦门冬250g、茯苓125g、白术125g、人参125g、木香65g、白豆蔻65g、甘草65g、萝卜子65g、川贝母65g、砂仁65g、没药30g、麝（3分，与贝没共为极细末）。

将归、鹿、麦、茯、术、参六味，入铜锅，用清泉水浮药上八寸许，熬至寸许。又冲水浮药上四寸，熬至寸许，取起用绢袋滤净，入木、豆、甘、萝、砂五味末药，微火熬成浓汁，用丝绵滤净，入炼蜜1斤，用桑条搅，不住手，入水成珠，不散为度，瓷瓶封好，水中浸五昼夜，去火气。

【服用方法】　每清晨与临睡，用白滚汤调服，随意多寡，或夜间卧后，衔口中自化。

【各家论述】　《心医集》除收录归茸膏组成制法功效外，尚有医案一则：张中丞（讳学圣，号捷庵，巡抚闽省）己丑夏命予视脉，并不言及病由。予细诊曰：“此脉有异，当有湿症，湿在脾，宜呕吐麻木。然此湿又有异，以湿居中，而上与下不通气，日动则血运而气随之，可无患，若夜静，则有下半身酸麻之症，阴易动湿也，雨天尤甚。”张抚台曰：“果有此症。”予曰：“呕吐亦有异，以湿气中隔，饮则气属阳，易行下，胸膈俱爽，食则气属阴，硬物难下，略停滞即作逆，而为恶心，而为痰涎。法当通脾气为主，使其气下行，则无痿痹之患。进汤药四服，又进以丸方，而酸麻疗矣。阅数月，又进以归茸膏，而呕吐全疗矣。”

膏方：龟鹿二仙膏

【来源】　明·王三才《医便》卷一。

方中鹿角胶甘咸微温，温肾壮阳，益精养血；龟板胶甘咸而寒，填精补髓，滋阴养血，二味俱为血肉有情之品，能补肾

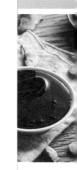

益髓以生阴阳精血，共为君药。人参大补元气，与鹿、龟二胶相伍，既可补气生精以助滋阴壮阳之功，又能藉补后天脾胃以资气血生化之源；枸杞子补肾益精，养肝明目，助君药滋补肝肾精血，同为臣药。四药合用，阴阳气血并补，先后天兼顾，药简力宏，共成填精补髓，益气壮阳之功，不仅可治真元不足，诸虚百损，亦能抗衰防老，生精种子，益寿延年。

【组成】 鹿角（用新鲜麇鹿杀角，解的不用，马鹿角不用；去角脑梢骨2寸绝断，劈开，净用）10斤，龟板（去弦，洗净）5斤（捶碎），人参15两，枸杞子30两。

【图解】

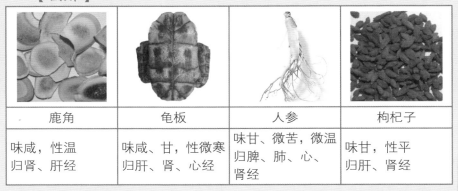

鹿角	龟板	人参	枸杞子
味咸，性温 归肾、肝经	味咸、甘，性微寒 归肝、肾、心经	味甘、微苦，微温 归脾、肺、心、肾经	味甘，性平 归肝、肾经

【功效与主治】 补气血，生精髓，延龄育子。用于治疗男妇真元虚损，久不孕育；男子酒色过度，消泺真阴，妇人七情伤损血气，诸虚百损，五劳七伤。

【制作方法】 将鹿角4800g，龟板2400g（捶碎），人参450g制成鹿角霜、龟板霜，清汁另放。人参、枸杞子用铜锅加水，熬至药面无水，以新布绞取清汁，反复3次，以滓无味为度。将前龟、鹿汁并参、杞汁和入锅内，文火熬至滴水成珠不散，乃成胶也。

【服用方法】 每服初4～5g，10日加1.5g，加至9g止，空心酒化下。常服乃可。

【各家论述】 宋·骆龙吉《增补内经拾遗方论》："龟也、

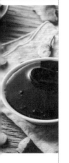

鹿也，皆世间有寿之物，故称之曰二仙。龟、鹿禀阴之最完者，龟取板，鹿取角，其精锐之气。尽在于是矣。胶，粘膏也。"

明·吴昆《医方考》："龟、鹿禀阴气之最完者，其角与版，又其身聚气之最胜者，故取其胶以补阴精，用血气之属剂而补之，所谓补以其类也；人参善于固气，气固则精不遗；枸杞子善于滋阴，阴滋则火不泄。此药行，则精日生，气日壮，神日旺矣。"

清·汪昂《医方集解》："此足少阴药也。龟为介虫之长，得阴气最全；鹿角遇夏至即解，禀纯阳之性，且不两月，长至一二十斤，骨至速生无过于此者，故能峻补气血；两者皆用气血以补气血，所谓补之以其类也。人参大补元气，枸杞子滋阴助阳，此血气阴阳交补之剂，气足则精固不遗，血足则视听明了，久服可以益寿，岂第已疾而已哉。李时珍曰：龟、鹿皆灵而有寿。龟首常藏向腹，能通任脉，故取其甲以补心、补肾、补血，皆以养阴也；鹿鼻常反向尾，能通督脉，放取其角以补命、补精、补气，皆以养阳也。"

清·张璐《张氏医通》卷十三中此膏的组成为鹿角胶、龟板胶、枸杞子、人参、桂圆肉。有"大补精髓，益气养神"之功，主治："督任俱虚，精血不足，虚损遗泄，瘦弱少气，目视不明。"

民国时期《证治宝鉴》卷三中记载的龟鹿二仙膏则为龟板胶、鹿角胶两味，主治"耳聋属精脱者"，有"滋阴填精，益气壮阳"之功效。

膏方：合欢保元膏

【来源】 清·冯楚瞻《冯氏锦囊秘录·杂证》卷十四。

【组成】 人参1两，当归身1两2钱，白术1两5钱，枸杞子1两，大附子半支，川椒3钱。

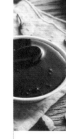

【图解】

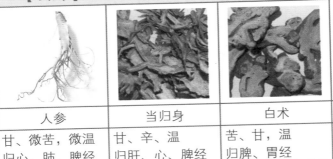

人参	当归身	白术	枸杞子
甘、微苦，微温 归心、肺、脾经	甘、辛、温 归肝、心、脾经	苦、甘、温 归脾、胃经	甘，平 归肝、肾经

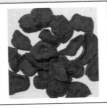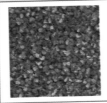

大附子	川椒
辛、甘、大热，有毒 归心、肾、脾经	辛、温 归脾、胃、肾经

【功效与主治】 一则温润和平，一则监制得所，倘补药得力，久则阳强，亦勿从此外治本病治标，终无济也。用于阳痿。

【制作方法】 水煎成膏，入麝2分，藏锡盒中。

【服用方法】 津化用之。

膏方：集灵膏

【来源】 明·缪希雍《先醒斋医学广笔记》病案。

顾鸣六乃郎，禀赋素弱，年数岁，患脾虚证，饮食绝不沾唇，父母强之，终日不满稀粥半盂，形体倍削，鸣六深以为忧。予为之疏一丸方，以人参为君，茯苓、山药、橘红、白芍药、莲肉、扁豆为佐。更定一加味集灵膏相间服之。百日后，饮食顿加，半年肌体丰满。世人徒知香燥温补为治脾虚之法，而不知甘寒滋润益阴之有益于脾也。治病全在活法，不宜拘滞。

【组成】　生地黄1斤12两，熟地黄1斤12两，人参（去芦）1斤，枸杞子1斤，麦门冬（去心）1斤4两，天门冬（去皮心）半斤，川牛膝半斤。

【图解】

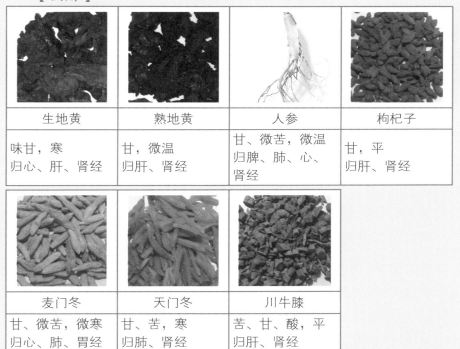

生地黄	熟地黄	人参	枸杞子
味甘，寒 归心、肝、肾经	甘，微温 归肝、肾经	甘、微苦，微温 归脾、肺、心、肾经	甘，平 归肝、肾经

麦门冬	天门冬	川牛膝	
甘、微苦，微寒 归心、肺、胃经	甘、苦，寒 归肺、肾经	苦、甘、酸，平 归肝、肾经	

【功效与主治】　滋心润肺，益卫养营。用于治疗诸阴亏损，六阳偏炽，而成虚损痨怯，咳嗽吐血，发热内蒸。

【制作方法】　生地黄900g，熟地黄900g，人参500g，枸杞800g，麦门冬700g，天门冬250g，川牛膝250g，蜂蜜500g。将药材饮片切碎，水浸后煎煮，纱布滤去药渣，如此3遍，将所滤汁液混匀，加热浓缩，下入蜂蜜，搅拌均匀，慢火浓缩至稠膏。

【服用方法】　每日早晚各一次，每次10g，用白开水化服。

【各家论述】　明·骆龙吉《内经拾遗方论》卷一对"集灵

膏"的方名有所阐释：集，集聚也；灵，灵验也。集灵，集药之灵验也。集诸阳之灵气，收藏于肾水之内，具有调补真阴之功效，乃气血两虚，身弱咳嗽极效方。

清·魏之琇《续名医类案》梳理了集灵膏的组成变化过程：此方始见于《广笔记》，无淫羊藿，云出内府。又于《治法汇》并无牛膝，方后注血虚加当归，脾虚加白术，且云治一切气血虚，身热咳嗽者，皆获效。凡少年但觉气弱倦怠，津液短少，虚火上炎，正合服之，免成痨病。《理虚元鉴》治咳嗽，去参、膝，加枸杞子、甘、桔、元参，峻补肝肾之阴，实无出此之上者。

清·顾靖远《顾松园医镜》卷七认为集灵膏"益气补血，滋阴壮水，延年益寿"。并指出"人参补气，大气周流，无脏不有，故其用无往而不利；生地生精，天冬引入所生之处，熟地补精，麦冬引入所补之处；牛膝强筋壮骨，枸杞子填精养营。此方补气血益精髓之神剂，虚人皆可服之"。

清·王秉衡《重庆堂随笔》卷上：人年五十，阴气先衰，老人阴亏者多，此方（集灵膏）滋养真阴，柔和筋骨。并做按语：后惟魏玉横先生善用此方，《续名医类案》极言其功效。愚谓即人参固本加味也，峻补肝肾之阴，实无出此方之上者。原方用人参，近年参价甚昂，非大力者不能致，易以西洋参，可与贫富共之矣。方名"集灵"，则以有淫羊藿者为是。《理虚元鉴》治劳嗽，于原方去参、膝，加甘、桔、元参。如治阴虚遗带，宜去牛膝，加黄檗。凡便滑者，亦宜去牛膝，重加生薏苡仁。

清·王士孟英《温热经纬》：峻滋肝肾之阴，无出此方之右者。凡少年但气弱倦怠，津液少，虚火上炎者，急宜服之，免成劳损。后惟魏玉横先生善用此方，极言其功效，愚谓峻滋肝肾之阴，无出此方之右。若兼带下遗精，宜去牛膝加黄檗。大便易滑者，亦宜去。

清·何廉臣《重订广温热论》第二卷集灵膏方后有加减思路：血虚便难，加归身四两；脾弱便溏，加白术八两；带下遗精，去牛

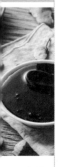

膝，加川柏一两，砂仁一两；大便易滑，亦去牛膝，加炒扁豆、炒薏米各一斤。

膏方：坤髓膏

【来源】　清·顾靖远《顾松园医镜》卷十一虚劳。

补中填骨髓，润肺泽肌肤，安五脏，平三焦，续绝伤，益气力，除消渴，宁咳嗽，久服增年，虚损更宜。此补精、填髓、润肺、宁嗽之剂，诚简便之良方，虚损之神药也。

【组成】　黄牛脊髓（腿髓全用弥佳，去筋膜，捣烂）8两，山药（蒸，研细）8两，炼白蜜8两。

【图解】

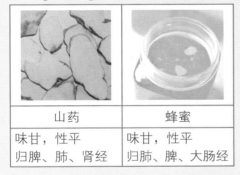

山药	蜂蜜
味甘，性平 归脾、肺、肾经	味甘，性平 归肺、脾、大肠经

【功效与主治】　补精填髓，润肺宁嗽。用于精髓亏虚，肢体痿弱，肌肉瘦削，皮肤松弛，腰膝酸软，遗精盗汗，精血亏虚，皮肤干燥，肺肾亏虚，咳嗽日久不愈，虚劳羸瘦，命门火衰，下元亏损，面色苍白，目眩耳鸣，畏寒肢冷，夜尿频多等。

【制作方法】　牛脊髓、山药共同捣匀，放入瓷器内，隔水煮1小时。去滓取汁，加入蜂蜜各500g成膏。

【服用方法】　成人每日服一汤匙，用少量开水烊化后服用。

【来源】 明·张介宾《景岳全书》卷五十一"新方八阵·补阵"。

两仪膏治精气大亏，诸药不应，或以克伐太过，耗损真阴。凡虚在阳分而气不化精者，宜参术膏；若虚在阴分而精不化气者，莫妙于此。其有未至大病而素觉阴虚者，用以调元，尤称神妙。

【组成】 人参半斤或4两，熟地黄1斤。

【图解】

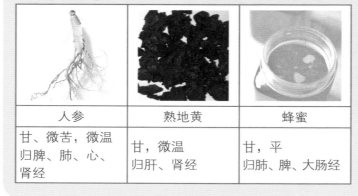

人参	熟地黄	蜂蜜
甘、微苦，微温 归脾、肺、心、肾经	甘、微温 归肝、肾经	甘、平 归肺、脾、大肠经

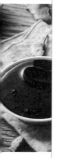

【功效与主治】 滋阴补肾，调元补虚。用于精气大亏，真阴不足，素体阴虚。

【制作方法】 人参500g，熟地黄500g，蜂蜜500g。将前二味药材饮片切碎，水浸后煎煮，纱布滤去药渣，如此3遍，将所滤汁液混匀，加热浓缩，下入蜂蜜，搅拌均匀，慢火浓缩至稠膏，盛入可密封容器。

【服用方法】 每日早晚各一次，每次10g，用白开水化服。

【各家论述】 清·刘鸿恩《医门八法》卷二中收录加味两仪膏，由《景岳全书》中两仪膏易人参为党参，加归身、黄芪而成。用大乌梅四十个，煎一沸，去核，合前药同煎成膏，冲服，有阴阳双补之功效。主治虚证厥逆、吐血，以及大汗淋漓虚脱证。

清·魏玉璜《续名医类案》有数医案用及两仪膏。如卷十二

"吐血"：关太孺人，年七十七，久患胁痛，左半不能卧，食少不眠。十月间，忽吐血数口，进童便不应。或与之小剂生地、山栀、茅根、茜草之类亦不应。或谓有瘀，用方与前相仿。诊之，右关弦略数，左右寸俱鼓指，曰：凡吐血属瘀者，多杂紫黑成块，今所去皆散漫不凝，盖由肝木失养，燥而生火，值亥月木生之时，不能藏蛰，反腾而上，冲击胃络，致阳明之火，泛滥而出也。虽在寒月，必使加黄连于养荣之剂，以抑之使其下降潜伏，自无痛沸之患矣。用生熟地、沙参、麦冬、山药、枸杞子，入连三分，酒炒焦，数服血止食进，又十剂痊愈。第此病属在年高病久，非大剂两仪膏，真元不易复元也。又如卷十八"胁痛"：范康侯年弱冠，患胁痛，已六七年，更医既屡，转益羸瘠，食少而气馁，言懒而神疲，稍远行则心下怦怦然，遇劳则膈间如裂。就予诊，告以初时但腹胁痛，医与逍遥散，暂愈再发，再复不应矣。医投四磨饮，亦暂愈再发，再投亦不应矣。又更医用五香散、越鞠丸，则愈而即发，自是腹中忽有块。再更医以为痞积，进青皮、厚朴、五灵脂、延胡索之类，块益多，时隐时现，上下左右，六七枚，如拳如掌，往来牵痛。近有老医谓为虚也，用当归、白芍、香附、郁金之类，服之了无进退。予曰：似君之疾，遍宇内矣，误治而毙者，可胜道哉。盖古来方书，于此症殊无肯綮，无怪乎世之梦梦也。原其误人之始，只肝无补法四字，遂使千万生灵，含冤泉壤。或以疏散成劳，香燥成膈，或以攻伐成鼓，或以辛热成痛，其于变症，笔难尽述。幸子青年，禀赋厚而未婚，故仅若此，否则不可言矣。今据脉已细数弦涩，脏气已亏，幸不数，且无咳嗽夜热，犹可为也。第服余剂，只可希远效，而不可求近功耳。与生熟地、沙参、麦冬、枸杞子、枣仁等剂略安。至数十剂，块渐减。遂以方为丸，服数年益就痊可。今已娶，第能撙节，庶无后患也。盖此症惟两仪膏最妙，然有力者始能用之。

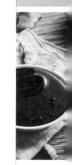

膏方：清宁膏

【来源】 清·李用粹《证治汇补》内因门·血症。

清宁膏治血家脾、肺、肾三经俱虚。不可寒凉又不可温燥者。

【组成】 葳蕤，橘红，百合，川贝母，甘草，桔梗，龙眼肉，薏苡仁，麦门冬，石斛，生地黄，白术各4两。

【图解】

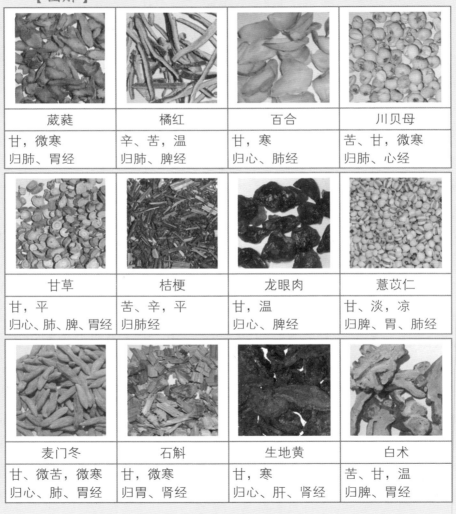

葳蕤	橘红	百合	川贝母
甘，微寒 归肺、胃经	辛、苦，温 归肺、脾经	甘，寒 归心、肺经	苦、甘，微寒 归肺、心经
甘草	桔梗	龙眼肉	薏苡仁
甘，平 归心、肺、脾、胃经	苦、辛，平 归肺经	甘，温 归心、脾经	甘、淡，凉 归脾、胃、肺经
麦门冬	石斛	生地黄	白术
甘、微苦，微寒 归心、肺、胃经	甘，微寒 归胃、肾经	甘，寒 归心、肝、肾经	苦、甘，温 归脾、胃经

【功效与主治】 补益脾肺，润肺止咳。用于脾、肺、肾三经

俱虚，不可寒凉，又不可温燥者。

【制作方法】　葳蕤、橘红、百合、川贝母、甘草、桔梗、龙眼肉、薏苡仁、麦门冬、石斛、生地黄、白术各200g，河水煎膏。如病人胸膈不宽、食少作胀者，减去生地；如咳痰不清、嗽甚见血者，减去白术。

【服用方法】　空心滚汤化下五匙。此方亦可作煎剂服。

【各家论述】　《证治汇补》多处涉及清宁膏的内容。如①"卷之二内因门·血症"："心虚，主以归脾汤；脾虚，主以补中益气汤；肺虚，主以生脉散；肝虚，主以逍遥散；肾虚，主以地黄汤；随症加减：若肺脾兼病，主以清宁膏；肝肾俱虚，主以生熟地黄丸；心肾俱虚，主以人参养荣汤；气血俱虚，主以八珍汤；阴阳俱虚，主以十补丸；脾肾俱虚者；滋肾之中，佐以砂仁、沉香；扶脾之中，主以五味、肉桂。随时活法可耳。"②"卷之二内因门·痨瘵"中清宁膏组成略有变动：生地十两，麦冬十两，橘红三两，桔梗二两，薏苡仁八两，川贝母二两，龙眼肉八两，苏州薄荷叶末五钱。用水煎膏。将薏仁、川贝母、薄荷为末拌入膏中。噙化，缓缓咽下。功能润肺不伤脾，补脾不碍肺，凡痨嗽吐血极效。③"卷之五胸膈门·咳嗽"中清宁膏组成制法与此同，用治"咳嗽属火炎热郁，气衰不足"。

清·俞根初《增订通俗伤寒论》"第三编证治各论·第九章伤寒夹证·第十五节夹痨伤寒"：若肺脾兼病，邪郁劳嗽，食少痰多，便溏溺涩，清宁膏（生地黄十两、麦冬六两、制白术六两、桔梗四两、米仁十两、炒川贝二两（去心）、橘红一两、薄荷三两、桂圆十两去壳核、米仁川贝薄荷研细末，桂圆捣烂，余药煎去，滓搅和收炼成膏，噙化咽下）。

清·黄述宁《黄澹翁医案》卷四：治润肺不伤脾，补脾不碍肺，凡痨嗽失血之症，不可缺，方拟清宁膏。组方为：大生地（酒炒）十两、大麦冬（去心）十两、化橘红三两、龙眼肉八两、粉丹皮二两、桔梗二两。上用长流水煎成浓汁，去渣，加生薏仁炒热八两、苏薄荷五钱、川贝母二两，糯米拌炒，米热去米，均为细末，和匀，煎汁成膏，出去米气，频频食之。

膏方：琼玉膏

【来源】　宋·洪遵《洪氏集验方》卷一引申铁瓮方。

此膏填精补，肠化为筋，万神具足，五脏盈溢，髓实血满，发白变黑，返老还童，行如奔马，日进数食，或终日不食亦不饥，关通强记，日诵万言，神识高迈，夜无梦想。

【组成】　新罗人参（二十四两，春一千下，为末），生地黄（一秤十六斤，九月采，捣），雪白茯苓（四十九两，木春千下，为末），白沙蜜（十斤）。

【图解】

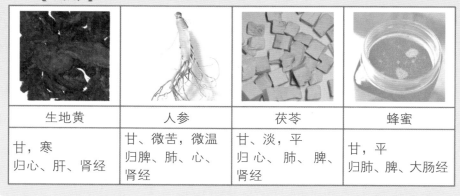

生地黄	人参	茯苓	蜂蜜
甘，寒 归心、肝、肾经	甘、微苦，微温 归脾、肺、心、肾经	甘、淡，平 归心、肺、脾、肾经	甘，平 归肺、脾、大肠经

【功效与主治】　滋阴润肺，益气补脾。用于肺阴亏损，虚劳干咳，咽燥咯血，肌肉消瘦，气短乏力。

【制作方法】　生地黄800g，人参750g，白茯苓150g，白蜜500g。人参、茯苓研为极细末，地黄捣取汁。先以地黄汁同蜜熬沸，再加入人参、茯苓，拌和匀，盛入可密封容器。

【服用方法】　每晨取10g以温酒化服，不饮酒者，用白开水化服。

【各家论述】　元·朱丹溪《丹溪心法》中收录此方，认为"损虚吐血，不可骤用苦寒，恐致相激，只宜琼玉膏主之"；"好色之人，元气虚弱，咳嗽不愈，宜琼玉膏主之，治虚劳干咳最捷"。

明·朱权《臞仙活人心方》中亦收录了此方，并加上沉香以降气温中，暖肾纳气；琥珀以宁心安神，活血化瘀。增加了对咳嗽的疗效，自云"奇妙"。

永乐年间，明成祖朱棣为了常葆青春，降旨太医院拟定服食驻颜专方，御医们经过集体讨论，决定在琼玉膏方中加入枸杞子、天门冬、麦门冬三味药，然后调制成膏，献给皇帝，永乐皇帝服食后，效果显著，于是给该方赐予了"益寿永贞"的美名。

明·李时珍《本草纲目》中亦记载了此方，称此方乃"铁瓮城申先生方也"，书中记载的该方仍是以地黄汁、人参、茯苓三味药为主，配以白蜜。并称此方常服可"开心益智，发白返黑，齿落更生，辟谷延年。治痈疽痨瘵，咳嗽唾血"。

明·李中梓，对琼玉膏又重新注释："丹溪以地黄为君，令水盛则火自息；又损其肺者益其气，故用人参以鼓生发之元；虚则补其母，故用茯苓以培万物之本；白蜜为百花之精，味甘归脾，性润悦肺，且缓躁急之火。四者皆温良和厚之品，诚堪宝。"并引用郭机话阐释琼玉膏的名字："起吾沉瘵，珍赛琼瑶，故有琼玉之名。"

清·张石顽《张氏医通》所载琼玉膏的药味与《臞仙活人心方》相同，称此方可治疗"虚劳干咳，喉中血腥，胸中隐痛"。

清·汪昂《医方集解》：此手太阴药也。地黄滋阴生水，水能制火；白蜜甘凉性润，润能去燥；金为水母，土为金母，故用参、苓补土生金，盖人参益肺气而泻火，茯苓清肺热而生津也。

清·费伯雄《医方论》：人参、地黄气血并补，金水相生，又加茯苓以宁心而补土，则水升火降而咳嗽自除矣。

清代宫廷亦用此方为延年益寿之方，据《清太医院配方》及《清宫医案研究》载，雍正皇帝常服此方，并以之赏赐臣下，称此药填精补髓，返老还童，补百损，除百病，发白转黑，齿落更生，

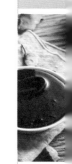

终日不饥，功效不可尽述。

膏方：人参固本膏

【来源】 清·冯楚瞻《冯氏锦囊秘录·痘疹》卷十一。

天一生水，故肾为万物之元，乃人身之本也。奈人自伐其元，则本不固，而劳热作矣。热则火刑于金而喘嗽生焉。二地补肾为君，精不足者，补之以味也；二冬保肺为臣，虚则补其母也；火刑金而肺气衰，非人参莫可救援，东垣所谓无阳则阴无以生也。况肺主气，水之母也，根于丹田。人参大补元气，无所不宜，以气药引之则补阳，以血药引之则补阴。倘泥于肺热伤肺之说，则孤阴不长，不几坐而待毙耶。

【组成】 人参 1 两，天门冬 4 两，麦门冬 4 两，生地黄 4 两，熟地黄 4 两。

【图解】

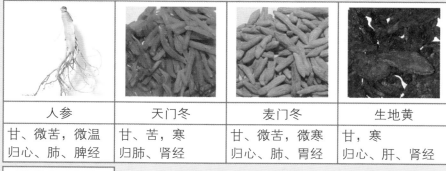

人参	天门冬	麦门冬	生地黄
甘、微苦，微温 归心、肺、脾经	甘、苦，寒 归肺、肾经	甘、微苦，微寒 归心、肺、胃经	甘，寒 归心、肝、肾经

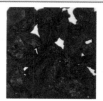

熟地黄
甘，微温 归肝、肾经

【功效与主治】　滋阴补肾，益气生津。用于肾虚肺热，喘嗽烦渴，肺痿咯血。

【制作方法】　天冬、麦冬、生地黄、熟地黄各120g，水煎2遍，将两次水煎液兑一起，浓缩成膏，加入人参细末30g和匀即成。

【服用方法】　时时挑少许，口中噙化。

【各家论述】　清·谈金章《诚书》卷十一所载人参固本膏有所不同，组成为：天门冬、黄芪（蜜炙）、龟甲（酥炙）、茯苓、枸杞子、白芍药、莲子（炒黄）、生地黄、人参、甘草（炙）各等分。主治："蒸热消瘅，洞泄溲白"。以水煎膏服；或为末，蜜丸服。

膏方：人参款花膏

【来源】　宋·陈师文等《太平惠民和剂局方》。

【组成】　款冬花（去梗）、人参（去芦）、五味子（去梗、炒）、紫菀（去芦、洗）、桑白皮（去赤皮），各1两。

【图解】

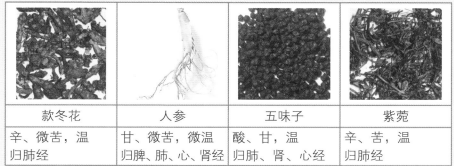

款冬花	人参	五味子	紫菀
辛、微苦，温 归肺经	甘、微苦，微温 归脾、肺、心、肾经	酸、甘，温 归肺、肾、心经	辛、苦，温 归肺经

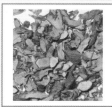

桑白皮
甘，寒 归肺经

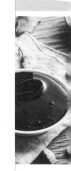

【功效与主治】 滋阴润肺，益气补脾。用于肺胃虚寒，久嗽不已，咳嗽痰涎，呕逆恶心，脘腹胀满，腰背倦痛。

【制作方法】 款冬花500g，人参500g，五味子500g，紫菀500g，桑白皮500g。上为细末，炼蜜为膏。

【服用方法】 食后，细嚼，淡姜汤送下。

【各家论述】 宋·杨士瀛《仁斋直指方论》卷之八"咳嗽证治"在治上壅热嗽之金沸草散方后有"若声哑，嗽不止，兼服人参款花膏"的加减运用。

明·朱棣等撰《普济方》卷一百六十"咳嗽门"载人参款花膏在此方组成上加杏仁八钱，木香、槟榔、紫苏子、半夏各五钱。用治肺胃虚寒，久嗽不已，咽膈满闷，咳嗽痰涎，呕逆恶心，腹肋胀满，腰背倦痛。或虚劳冷嗽，及远年日近。一切嗽病诸药不效者，并皆治之。

明·龚廷贤《寿世保元》卷八"痰喘"，组成：人参8钱，紫菀1钱，款冬花（去梗）8钱，桑白皮（炒）1两，贝母2钱，半桔梗（炒）2钱半，紫苏5钱，槟榔5钱，木香5钱，杏仁（去皮，炒）8钱，五味子8钱，马兜铃2钱半。主治：小儿脾胃虚寒，久嗽不已，咽膈满闷，咳嗽痰涎，呕逆恶心，肚腹膨胀，腰背倦痛，诸药无效者。用法用量：每服1丸。生姜汤化下。

明·王宗显《医方捷径指南全书》卷之二"类集古方歌诀"为人参款花膏拟方歌：人参款花膏紫菀，桑白五味子同选。炼蜜丸如芡实大，食后姜汤慢慢咽。

另，人参款花膏儿科多用。如明·万密斋《幼科发挥》卷之四"喘嗽"一篇指出：久嗽不已、日渐羸弱、又发搐者，此慢惊风不治。如不发搐、但羸瘦者，此名疳瘦。宜人参款花膏合阿胶丸主之。并认为"人参款花膏治久咳肺虚。"万密斋所著另一部儿科专著《育婴秘诀》卷三所载组方略有不同：人参1钱，五味子1钱，天冬1钱，麦冬1钱，款冬花1钱，贝母1钱，桑白皮（炒）1钱，阿胶（炒）1钱，黄芩1钱半，黄连1钱半，炙甘草1钱半，桔梗1钱半，当归1钱

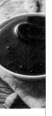

半。制法：上为末，炼蜜为丸，如圆眼大。功效与主治：止咳。主咳嗽不止，气逆血亦逆，口鼻出血者。而他在《育婴家秘》卷之三"咳嗽喘各色证治"一章中另记有加味人参款花膏：咳嗽声不止，口鼻出血者，此气逆血亦逆也。只宜止咳为主，加味人参款花膏主之。其组方为：人参、五味子、天冬、麦冬、款冬花、贝母、桑白皮（炒）、阿胶（炒）各一钱，黄芩、黄连、炙甘草、桔梗、当归各一钱半。炼蜜丸，圆眼大，每服一丸，陈皮汤化下。以上中治之法也。同时代翁仲仁《痘疹金镜录》卷上所录款花膏处方为：款花、茯苓、杏仁、桑白皮、五味、贝母、紫菀、乌梅各等分。制法：将乌梅蒸过，杵烂去仁，余药为末，与乌梅和匀，晒干，再共为末，炼蜜为丸，如芡实大。姜汤磨服。主治咳嗽久不止。

膏方：参香八珍膏

【来源】　清·魏之琇《续名医类案》卷二十三经水录薛生白方。

【组成】　丹参（去头尾，酒洗熏熟）4两，四制香附4两，熟地黄3两，炙黄芪3两，白芍（酒炒）3两，蒸熟白术3两，当归身（酒炒）3两，茯苓3两。

【图解】

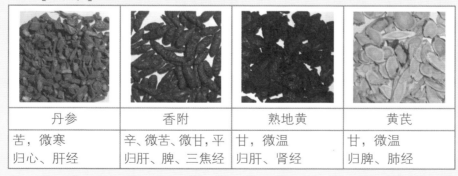

丹参	香附	熟地黄	黄芪
苦，微寒 归心、肝经	辛、微苦、微甘，平 归肝、脾、三焦经	甘，微温 归肝、肾经	甘，微温 归脾、肺经

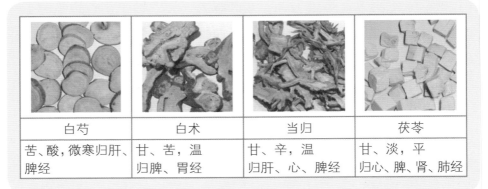

白芍	白术	当归	茯苓
苦、酸，微寒归肝、脾经	甘、苦，温归脾、胃经	甘、辛，温归肝、心、脾经	甘、淡，平归心、脾、肾、肺经

【功效与主治】　补益气血。用于气血亏虚，月经不调。

【制作方法】　丹参200g去掉头尾部分，酒洗后蒸熟；加上制香附150g，熟地、炙黄芪、酒炒白芍、蒸熟白术、酒炒当归身、茯苓各150g，八味药加水煎煮3次，滤汁去渣，合并滤液，加热浓缩为膏即成。

【服用方法】　成人每日服一汤匙，用少量开水烊化后服用。

【各家论述】　一瓢先生云：此女科调理方之首选也，气味和平，功能相称，同行脏腑，灌注血脉，虚人可以久服。愚按气属阳欲其刚健，血属阴欲其柔顺，女子多郁，则气行不健故去甘草之甘缓，加香附以承流芪术之宣化；郁则生热，故血行不顺，爰去川芎之温窜，加丹参以协和三物而涵濡；且黄芪得归、芍补血之功，敏于人参特舍彼而用此，不仅贫富可以共赏也。

膏方：参茯膏

【来源】　明·徐春甫《古今医统大全》。

【组成】　人参、陈皮、白茯苓、生地黄、麦门冬五味，以水一斗煎成膏，入丁香，沉香末各二钱，蜜半碗，姜汁一杯，和匀，每服二匙，粟米饮下，有痰加竹沥。

【图解】

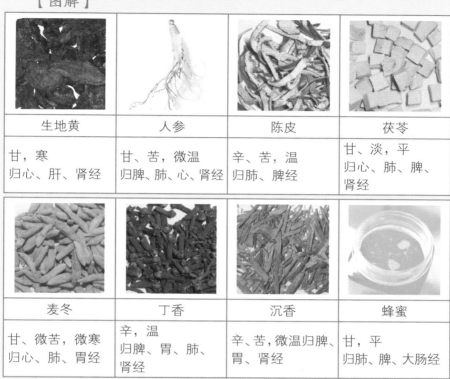

生地黄	人参	陈皮	茯苓
甘，寒 归心、肝、肾经	甘、苦，微温 归脾、肺、心、肾经	辛、苦，温 归肺、脾经	甘、淡，平 归心、肺、脾、肾经
麦冬	丁香	沉香	蜂蜜
甘、微苦，微寒 归心、肺、胃经	辛，温 归脾、胃、肺、肾经	辛、苦，微温归脾、胃、肾经	甘，平 归肺、脾、大肠经

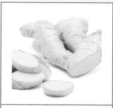

生姜

辛，微温
归肺、脾、胃经

【功效与主治】　滋阴润肺，降逆止呕。用于五膈五噎，呕逆食不下。

【制作方法】　生地黄300g，人参100g，陈皮300g，茯苓200g，麦冬200g，丁香50g，沉香50g，姜汁100g，蜂蜜500g。将前五味药材切碎，水浸后煎煮，纱布滤去药渣，如此3遍，将所滤汁

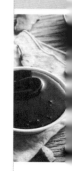

液混匀，加热浓缩，下入丁香、沉香末、蜂蜜、姜汁一杯，搅拌均匀，慢火浓缩至稠膏，盛入可密封容器。

【服用方法】 每日早晚各一次，每次10g，用白开水化服。

【来源】 元·朱震亨《丹溪心法》卷五产后九十二。

【组成】 人参（2钱半），白术（2钱），桃仁（1钱），陈皮（1钱），黄芪（1钱半），茯苓（1钱），炙甘草（半钱）。

【图解】

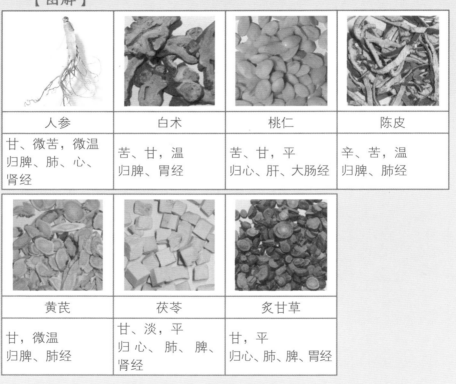

人参	白术	桃仁	陈皮
甘、微苦，微温 归脾、肺、心、肾经	苦、甘，温 归脾、胃经	苦、甘，平 归心、肝、大肠经	辛、苦，温 归脾、肺经

黄芪	茯苓	炙甘草
甘，微温 归脾、肺经	甘、淡，平 归心、肺、脾、肾经	甘，平 归心、肺、脾、胃经

【功效与主治】 益气健脾。用于治疗产后胞损，小便淋沥。

【制作方法】 生地黄800g，人参750g，白茯苓150g，蜂蜜500g。人参、茯苓研为极细末，地黄捣取汁。先以地黄汁同蜜熬沸，再加入人参、茯苓，拌和匀，盛入可密封容器。

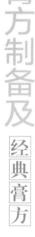
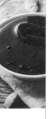

【服用方法】 上药哎咀。水煎猪、羊胞，后入药，作一服。每晨取10g以温酒化服，不饮酒者，用白开水化服。

【各家论述】 清·张秉成《成方便读》"卷四·经产之剂"录丹溪参术膏，指出其所治"产后胞损成淋沥证"皆因收生不谨，妄为动手，以致损破膀胱所致。昔丹溪治一妇患此，因思肌肉破损在外者，补之尚可长全，胞虽在内，想补之亦可完固，因制此汤。服一月后，气血骤充而愈。方中参、芪、术、草大补元气，而生阴血，然产后不无瘀浊垢滞之物，故以陈皮行气，茯苓降浊，桃仁去瘀，猪、羊胞假血肉有情之品，以补其所损之处耳。并拟方歌：胞损丹溪参术膏，黄芪炙草茯陈桃。收生不谨成淋沥，引用猪羊膀胱胞。

清·吴仪洛《成方切用》"胎产门""补养门"均有"参术膏"条目。前者即丹溪所创参术膏，治产后胞损成淋沥证，或遗尿。书中指出："产后胞损，必令气血骤长，其胞可完。若稍迟缓，恐难成功。故以参芪术草以补之，加陈皮以宣其滞，桃仁以活其血，茯苓以助其下行。用猪羊胞煮汤，入药煎服，取其以胞补胞之义，不特引经也。"后者为"人参、白术等分水煎稠，汤化服之"。功能"治中气虚弱，诸药不应，或因用药失宜，耗伤元气，虚证蜂起，但用此药，补其中气，诸证自愈"。

除此，历代古籍所载"参术膏"尚有不同组方。

明·王肯堂《证治准绳·类方》与明·薛己《外科枢要》中均收录"参术膏"，但组成仅有人参、白术两种成分，且为等分，认为"参术膏治中风虚弱，诸药不应，或因用药失宜，耗伤元气，虚证蜂起，但用此药，补其中气，诸证自愈"。

明·陈实功《外科正宗》中"参术膏"组成为人参、白术、熟地黄三味药，认为"此膏用于清晨并临睡时各进一次，自然强健精神，顿生气血，新肉易生，疮口易合，任疮危险势大脓多者，可保终无变症。夏炎天热恐膏易变，分作二次熬用亦好，愈后能服，须发变黑，返老还童"。《疡医大全》将该方引作"参术地黄膏"。

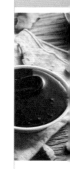

明·洪基《摄生秘剖》中亦收有"参术膏"，但药物组成有所不同，在原方的基础上去陈皮、桃仁，加薏苡仁、莲肉、神曲、泽泻而成。并对其组方加以分析："《经》曰：脾欲缓，急食甘以缓之，苦以泄之。白术苦甘，是以为君；东垣曰：脾胃虚则气不足，人参甘温补气是以为臣；气不足者，肉分不充，故佐以黄耆；土虚则不能生金，故佐以薏米；虚则补其母，故佐以莲肉；土恶湿，虚则水寡于畏，故佐以茯苓，泽泻；土虚不能散精输肺，故佐以神曲，通五方之气于太阴，和诸药之性而无忤者，甘草为使之力也。"

明·徐春甫《古今医统大全》该方所提及药物与《摄生秘剖》中相同，有"虚劳，脾胃虚弱，不能运用，或胀或泻，神效"的记载。

膏方：参术调元膏

【来源】 明·龚廷贤《万病回春》。

【组成】 雪白术1斤，人参4两。

【图解】

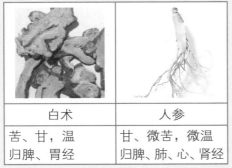

白术	人参
苦、甘，温 归脾、胃经	甘、微苦，微温 归脾、肺、心、肾经

【功效与主治】 补元气，健脾胃。治神疲、乏力懒言、饮食不甘、肌肤粗糙、心虚气短等元气亏虚之症。

【制作方法】 白术500g，人参120g，将药材饮片切碎，入砂锅内，将净水10大碗，熬汁2碗，滤去滓，又熬，取汁2碗，去滓，将前汁共一处滤净，文武火熬至2碗，加蜜半斤，再煎至滴水成珠为度。

【服用方法】 每日服三次，每次10g，白米汤下。

【各家论述】 《万病回春》谓此膏扶元气、健脾胃、进饮食、润肌肤、生精脉、补虚羸、固真气、救危急、活生命，真仙丹也。

膏方：三才大补膏

【来源】 明·龚信《古今医鉴》卷七。

【组成】 生地黄1斤，熟地黄1斤，天门冬4两，麦门冬4两，人参4两，枸杞子4两，川牛膝4两，何首乌8两。

【图解】

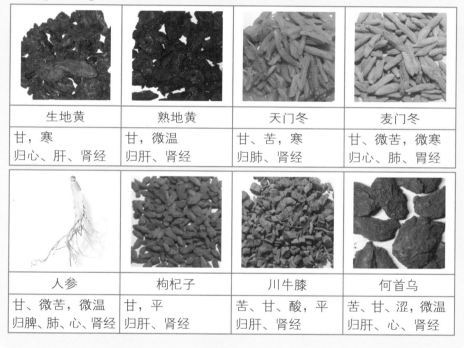

生地黄	熟地黄	天门冬	麦门冬
甘，寒 归心、肝、肾经	甘，微温 归肝、肾经	甘、苦，寒 归肺、肾经	甘、微苦，微寒 归心、肺、胃经
人参	枸杞子	川牛膝	何首乌
甘、微苦，微温 归脾、肺、心、肾经	甘，平 归肝、肾经	苦、甘、酸，平 归肝、肾经	苦、甘、涩，微温 归肝、心、肾经

【功效与主治】 益肺脾肾，补气阴津。用于虚劳不足，骨蒸潮热，面色萎黄，腰膝酸软，口干舌燥。

【制作方法】 生地黄300g，熟地黄300g，天门冬300g，麦门冬300g，人参100g，枸杞子150g，牛膝150g，生何首乌150g。人参另煎取汁，余药同煎浓缩成膏，倒入人参药汁，加入蜂蜜收膏，盛入可密封容器。

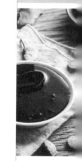

【服用方法】　每日1汤匙以温酒化服，不饮酒者，用白开水化服。

【各家论述】　明·龚信《古今医鉴》中三才大补膏，方中除了人参，另一特点是生地黄与熟地黄同用，天门冬与麦门冬同用，还用了枸杞子、牛膝和何首乌。据载，为刘太府传方，其妙在于火候，自煎至煮，但用桑柴火，用醇酒调服，故能味美而功著，"时服此膏，亦可以擅其天年矣"。其中还强调一点，调节好心情，节欲固精，深居简出，这是服用膏方时要注意的。

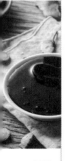
膏方：三才膏

【来源】　清·冯楚瞻《冯氏锦囊秘录·杂症大小合参卷五·龟胸龟背》。天冬、地黄、人参，三味中药各取一字，即天、地、人，三药同用就有了"三才"的名称。传世三才方有三才汤、三才膏、三才大补膏、三才固本膏、三才封髓丹等，这些医方大受后人推崇，均具影响。天门冬补肺生水，地黄补肾养阴，人参补脾益气。天、地、人三才益肺脾肾，补气阴津，性较平和，或三药成方，或配伍他药，均甚相宜。中医膏方，往往针对多方面的调治补益要求，多方同用，天门冬、地黄、人参是常用之药，"三才"是常用的基础方。

【组成】　天门冬（去心）、生地黄、人参各等分。

【图解】

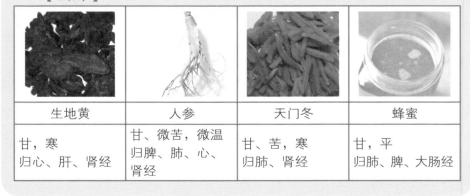

生地黄	人参	天门冬	蜂蜜
甘，寒 归心、肝、肾经	甘、微苦，微温 归脾、肺、心、肾经	甘、苦，寒 归肺、肾经	甘，平 归肺、脾、大肠经

【功效与主治】 滋阴润肺，益气补脾。用于虚劳不足，骨蒸潮热，面色萎黄。

【制作方法】 生地黄500g，人参500g，天门冬500g、蜂蜜500g。将前三味药材饮片切碎，水浸后煎煮，纱布滤去药渣，如此3遍，将所滤汁液混匀，加热浓缩，下入蜂蜜，搅拌均匀，慢火浓缩至稠膏，盛入可密封容器。

【服用方法】 每日早晚各1次，每次10g，用白开水化服。

【各家论述】 明·陈文昭《陈素庵妇科补解》：书中载有三才固本膏，用药天冬、麦冬、熟地、当归、白术、人参、黄芩和杜仲，熬制时还加用人乳、牛乳、羊乳、蜂蜜等。其组方是从妇科的调补出发，主治病症是妊娠胎瘦不长。陈氏曰："是方大补气血，以三才之中分主佐，更有深义。其人乳、牛乳、羊乳者，以血补血，同气相求之义也。"

膏方：桑葚膏

【来源】 明·《周慎斋遗书》。

【组成】 桑葚不拘多少（取汁），苍术。

【图解】

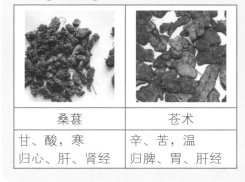

桑葚	苍术
甘、酸，寒	辛、苦，温
归心、肝、肾经	归脾、胃、肝经

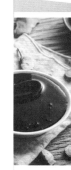

【功效与主治】 滋阴补血，生津润燥。用于治疗骨蒸。

【制作方法】 将桑葚（不论多少）取汁后倒入苍术内共熬，去苍术渣成膏。

【服用方法】　每晨取10g以白开水化服。

【各家论述】　清·《本草述钩元》卷二十四灌木部"桑"的条目下记载"桑葚膏"为单用桑葚熬膏，用于治疗骨蒸：桑葚膏，治服金石发热口渴及小肠热者。采摘熟葚，微研，以布滤汁，瓦器熬成稀膏。量入白蜜熬稠，贮瓷器中。每食后夜卧，抄一二钱，沸汤点服。

膏方：醍醐膏

【来源】　明·朱棣等撰《普济方》卷二百六十七。

乌梅化痰止烦渴；蜜生津液润心肺；白檀香能解暑毒，麝香通窍辟邪气。

【组成】　乌梅（1斤，捶碎，添水4大碗，煎1碗，滤去滓），白砂糖（5斤），砂仁末（半两），白檀香（4钱），麝香（1支）。

【图解】

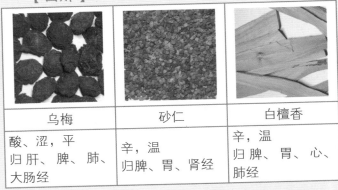

乌梅	砂仁	白檀香
酸、涩、平 归肝、脾、肺、大肠经	辛，温 归脾、胃、肾经	辛，温 归脾、胃、心、肺经

【功效与主治】　生津润肺，解暑通窍。用于消渴。

【制作方法】　乌梅500g捶碎，加水800mL煎至200mL，滤去药渣，加入白砂糖250g、砂仁末15g，放入砂锅内煎煮，文火熬成赤色膏状为度，取下放冷，再加入白檀香12g、麝香2g，搅拌均匀，干燥瓷器（或玻璃瓶）内封口贮藏。

【服用方法】　每次10～15mL，每日3次，夏天冷水调服，冬天用白开水调服。

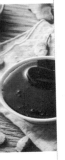

【各家论述】 明·张介宾《景岳全书》卷五十四及明·董宿《奇效良方》卷三十三所载醍醐膏均治消渴，组成与《普济方》相同。《景岳全书》卷五十三："醍醐膏：治一切咳血肺疾。"

宋《圣济总录》卷一八九记载醍醐膏，"真酥不拘多少""上炼3次，取醍醐，每服1合"，主治："一切肺病，咳嗽吐脓血不止。"明·张介宾《景岳全书》卷五十三所载醍醐膏"治一切咳血肺疾""用好牛酥五斤，熔三遍，凝取当出醍醐，含服一盒即瘥"。

膏方：天根月窟膏

【来源】 清·吴鞠通《温病条辨》卷五·解产难。

每殒胎五、六月者，责之中焦不能荫胎，宜平日常服小建中汤。下焦不足者，天根月窟膏，蒸动命门真火，上蒸脾阳，下固八脉，真精充足，自能固胎矣。天根月窟膏方酸苦咸微辛法，阴阳两补、通守兼施复法也。

【组成】 鹿茸1斤，乌骨鸡1对，鲍鱼2斤，鹿角胶1斤，鸡子黄16枚，海参2斤，龟板2斤，羊腰子16枚，桑螵蛸1斤，乌贼骨1斤，茯苓2斤，牡蛎2斤，西洋参3斤，菟丝子1斤，龙骨2斤，莲子3斤，桂圆肉1斤，熟地黄4斤，沙苑蒺藜2斤，白芍2斤，芡实2斤，当归1斤，小茴香1斤，补骨脂2斤，枸杞子2斤，肉苁蓉2斤，山萸肉1斤，紫石英1斤，生杜仲1斤，川牛膝1斤，萆薢1斤，蜂蜜3斤。

【图解】

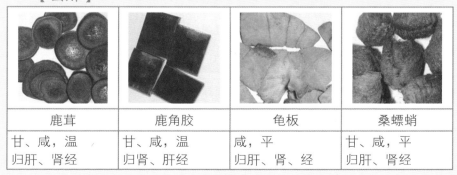

鹿茸	鹿角胶	龟板	桑螵蛸
甘、咸，温 归肝、肾经	甘、咸，温 归肾、肝经	咸，平 归肝、肾、经	甘、咸，平 归肝、肾经

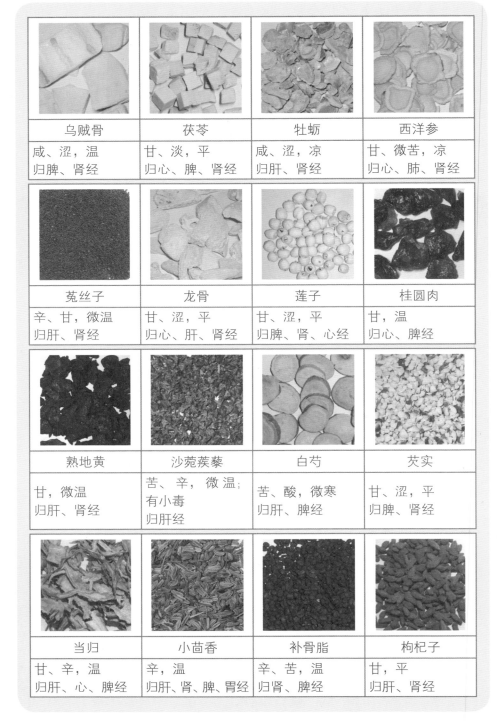

乌贼骨	茯苓	牡蛎	西洋参
咸、涩，温 归脾、肾经	甘、淡，平 归心、脾、肾经	咸、涩，凉 归肝、肾经	甘、微苦，凉 归心、肺、肾经
菟丝子	龙骨	莲子	桂圆肉
辛、甘，微温 归肝、肾经	甘、涩，平 归心、肝、肾经	甘、涩，平 归脾、肾、心经	甘，温 归心、脾经
熟地黄	沙菀蒺藜	白芍	芡实
甘，微温 归肝、肾经	苦、辛，微温； 有小毒 归肝经	苦、酸，微寒 归肝、脾经	甘、涩，平 归脾、肾经
当归	小茴香	补骨脂	枸杞子
甘、辛，温 归肝、心、脾经	辛，温 归肝、肾、脾、胃经	辛、苦，温 归肾、脾经	甘，平 归肝、肾经

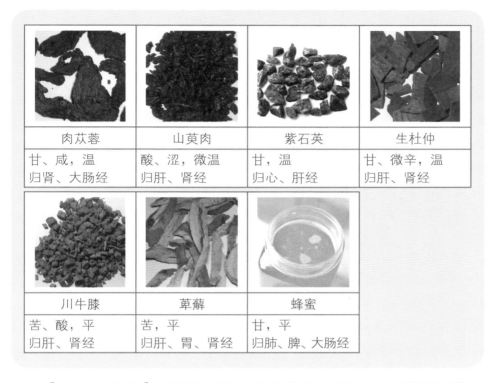

肉苁蓉	山萸肉	紫石英	生杜仲
甘、咸，温 归肾、大肠经	酸、涩，微温 归肝、肾经	甘，温 归心、肝经	甘、微辛，温 归肝、肾经
川牛膝	萆薢	蜂蜜	
苦、酸，平 归肝、肾经	苦，平 归肝、胃、肾经	甘，平 归肺、脾、大肠经	

【功效与主治】　阴阳两补，通守兼施。用于下焦阴阳两伤，八脉告损，急不能复，胃气尚健，无湿热证者；男子遗精滑泄，精寒无子，腰膝腹痛之属肾虚者；老年体瘦，头晕耳鸣，肢体麻痹，缓纵不收，属下焦阴阳两虚者；妇人产后下焦虚损，淋带癥瘕，胞宫虚寒无子，多次流产，或少年生育过多，年老腰膝胯酸痛者。

【制作方法】　乌骨鸡、鲍鱼、龟板、海参、羊腰子、西洋参、沙苑蒺藜、补骨脂、枸杞子、肉苁蓉、鸡子黄各100g，熟地黄200g，鹿角胶、桑螵蛸、乌贼骨、菟丝子、桂圆肉、当归、小茴香、山萸肉、紫石英、生杜仲、川牛膝、萆薢各50g。将草本药物和动物类分成两锅，小火熬一日，去滓取汁。以方中有粉无汁之茯苓、莲子、芡实、牡蛎、龙骨、白芍各200g，鹿茸、乌贼骨各100g八味药研为极细末，放入药汁中并加入蜂蜜500g，加热浓缩为膏即成。

【服用方法】　成人每日服一汤匙；用少量开水烊化后服用。

【各家论述】　此方为清代温病学家吴鞠通所立。《温病条

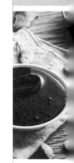

155

辨》"卷五·解产难"阐明此方所治：此方治下焦阴阳两伤，八脉告损，急不能复，胃气尚健（胃弱者不可与，恐不能传化重浊之药也），无湿热证者；男子遗精滑泄，精寒无子，腰膝酸痛之属肾虚者（以上数条，有湿热皆不可服也）；老年体瘦痹中，头晕耳鸣，左肢麻痹，缓纵不收，属下焦阴阳两虚者（以上诸证有单属下焦阴虚者，宜专翕膏，不宜此方）；妇人产后下亏，淋带癥瘕，胞宫虚寒无子，数数殒胎，或少年生育过多，年老腰膝尻胯酸痛者。并在"产后虚寒虚热分别论治论"一章中指明其用法：产后虚热，前则有三甲复脉三方，大小定风珠二方，专翕膏一方，增液汤一方。三甲、增液，原为温病善后而设；定风珠、专翕膏，则为产后虚损，无力服人参而设者也。古人谓产后不怕虚寒，单怕虚热。盖温经之药，多能补虚，而补虚之品，难以清热也。故本论详立补阴七法，所以补丹溪之未备。又立通补奇经丸，为下焦虚寒而设。又立天根月窟膏，为产后及劳伤下焦阴阳两伤而设也，乃从阳补阴，从阴补阳互法，所谓天根月窟间来往，三十六宫都是春也。

同时吴鞠通在《医医病书·治内伤须辨明阴阳三焦论》明言此方立意：余于《温病条辨》拙作，议补下焦，峙立三法。专翕膏补下焦之阴者也，奇经丸补下焦之阳者也，天根月窟膏阴阳并补，使阴阳交纽者也。补上焦如鉴之空，补中焦如衡之平，补下焦如水之注。而在《吴鞠通医案》"卷三·虚劳"收录医案一则：李四十岁面赤舌绛，脉虚弦而数，闻妇声则遗，令其移居大庙深处。三甲复脉汤服四十帖，由渐而效，后以天根月窟膏一整料二十四斤收功。

膏方：卫生膏

【来源】　清·何炫《何氏虚劳心传》。

此方峻补精血之神剂，无有更出其右者，好色之人，及本元虚弱之体，或此丸，或卫生膏之属，预宜常服。若已成虚劳内热骨蒸等症者，更宜参以壮水滋阴除热之品，如二地、二冬、鳖甲、骨皮类是也。

【组成】 人参,黄芪（二味肺有热者去之）,生地黄,熟地黄,天冬, 麦冬, 怀牛膝, 枸杞子, 龙眼肉, 五味子, 自煎, 上 10 味各等分（五味子减半）。

【图解】

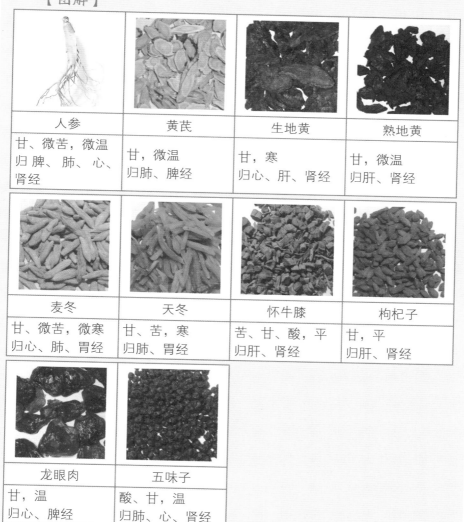

人参	黄芪	生地黄	熟地黄
甘、微苦,微温 归脾、肺、心、肾经	甘,微温 归肺、脾经	甘,寒 归心、肝、肾经	甘,微温 归肝、肾经

麦冬	天冬	怀牛膝	枸杞子
甘、微苦,微寒 归心、肺、胃经	甘、苦,寒 归肺、胃经	苦、甘、酸,平 归肝、肾经	甘,平 归肝、肾经

龙眼肉	五味子
甘,温 归心、脾经	酸、甘,温 归肺、心、肾经

【功效与主治】 益气血, 生津液, 补精髓, 壮筋骨。凡虚弱之体, 宜预服之, 久自神效, 老人常服, 能御外家生子, 诚卫生之

神丹也。

【制作方法】 人参、黄芪、生地、熟地、天冬、麦冬、怀牛膝、枸杞子、龙眼肉各200g，五味子100g，将药材饮片切碎，水浸后煎煮，纱布滤去药渣，如此3遍，将所滤汁液混匀，加热浓缩，下入蜂蜜，搅拌均匀，慢火浓缩至稠膏。

【服用方法】 早晚空心及睡前服，各一汤匙。

【各家论述】 《顾松园医镜》所载卫生膏组成是在上方基础上加鹿角胶（真阴虚者，用麋角胶）、龟甲胶、全虎骨胶（全具，去尾骨，浸三日，刮去黑秽，微煮一滚，再刷洗净，煎三日夜，去骨熬膏。）认为虚弱人及老人宜服之，久自神效。此方内有二地、龟甲补肾，二冬、梨汁清肺，参、圆、牛肉培胃土，牛膝、虎骨壮筋骨，以上数味，治痿甚宜。按陈氏云：痿者犹树经杲日，叶垂不布，痿弱不振之意。俗以阳道不举为痿，属寒，谬甚。故痿症属热者多。方内尚有黄芪、鹿角等药，必内无热者，方可全用其方。

膏方：五汁膏

【来源】 明·龚信《古今医鉴》卷九引刘太府传方。

肾主骨生髓，外荣于发；肝主筋，主藏血；发为血之余。肾阴亏耗，肝不藏血，血脉空虚，则至发落，齿动，筋骨痿弱。方中墨旱莲、黑桑葚滋补肝肾之阴；何首乌、地黄补益精血，滋阴益髓；白茯苓健脾利湿，使补中有消，补而不滞。通过补益肝肾阴血而达到强筋骨、乌须发之目的。

【组成】 旱莲汁，黑桑葚，何首乌，生地黄，白茯苓各等分。

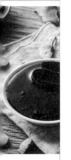

中药 膏方制备及 经典膏方

【图解】

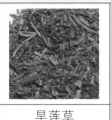	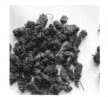	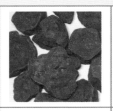	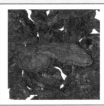
旱莲草	桑葚	制何首乌	生地黄
甘、酸，寒 归肾、肝经	甘、咸，平 归肝、肾经	苦、甘、涩，微温 归肝、心、肾经	甘，寒 归心、肝、肾经

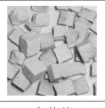	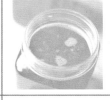
白茯苓	蜂蜜
甘、淡，平 归心、肺、脾、肾经	甘，平 归肺、脾、大肠经

【功效与主治】 补肝肾，乌须发，固牙齿，壮筋骨。用于须发早白，年老筋骨弱，牙齿松动。

【制作方法】 旱莲草300g，黑桑葚300g，制何首乌300g，生地黄300g，白茯苓300g，蜂蜜500g。将前五味药材饮片切碎，水浸后煎煮，纱布滤去药渣，如此3遍，将所滤汁液混匀，加热浓缩，下入白蜂蜜，搅拌均匀，慢火浓缩至稠膏，盛入可密封容器。

【服用方法】 每日早晚各1次，每次10g，用白开水化服。

【各家论述】 明·龚信《古今医鉴》卷九中收录此方，主治须发早白，对须发的论述为"医者所谓人须、发、眉，虽皆毛类，而所主五脏各异。故有老而须白，眉发不白者，或发白，而须眉不白者，脏气有所偏故也。大率发属心，禀火气，故上生；须属肾，禀水气，故下生；眉属肝，禀木气，故侧生。男子肾气外行，上为

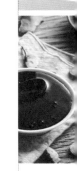

159

须，下为势，故女人、宦人无势，则亦无须，而眉发无异于男子，则知不属肾也明矣"。

膏方：五益膏

【来源】　清·《古方汇精》卷二，名见《卫生鸿宝》卷二。

【组成】　玉竹1斤，黄芪1斤，白术（土炒）1斤，熟地（酒洗）8两，枸杞子（酒洗）8两。

【图解】

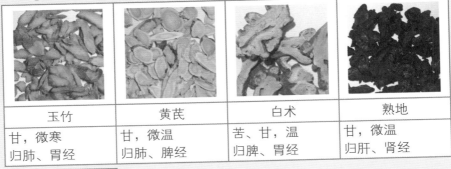

玉竹	黄芪	白术	熟地
甘，微寒 归肺、胃经	甘，微温 归肺、脾经	苦、甘，温 归脾、胃经	甘，微温 归肝、肾经

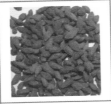

枸杞子
甘，平 归肝、肾经

【功效与主治】　诸虚百损。骨蒸潮热、盗汗遗精、内热消渴、血虚萎黄、心悸怔忡、月经不调、眩晕耳鸣、须发早白等症。补肾益精，养肝明目，补血安神，生津止渴，润肺止咳。治肝肾阴亏，腰膝酸软，头晕，目眩，目昏多泪，虚劳咳嗽，消渴，遗精水肿尿少，出汗不止，气虚乏力，食少便溏，便血崩漏，子宫脱垂，久溃不敛，内热消渴。

中药 膏方制备及 经典膏方

【制作方法】 玉竹500g，黄芪（蜜炙）500g，白术（土炒）500g，熟地（酒洗）400g，枸杞子（酒洗）400g，文火熬成膏。

【服用方法】 每早晚6g，用酒一杯，或开水一杯，调下。

膏方：五汁膏

【来源】 清·景东旸《嵩崖尊生》卷七。

【组成】 天冬（2钱），麦冬（2钱），生地黄（2钱），川贝母（1钱），牡丹皮（1钱），茯苓（8分），阿胶（1钱），薄荷（2钱），犀角（5分），羚羊（5分），梨汁（2钟），藕汁（2钟），莱菔汁（2钟），甘蔗汁（1钟）。

【图解】

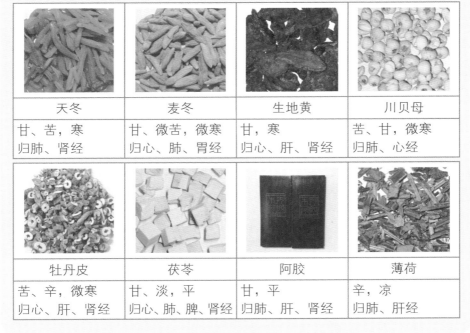

天冬	麦冬	生地黄	川贝母
甘、苦，寒 归肺、肾经	甘、微苦，微寒 归心、肺、胃经	甘，寒 归心、肝、肾经	苦、甘，微寒 归肺、心经
牡丹皮	茯苓	阿胶	薄荷
苦、辛，微寒 归心、肝、肾经	甘、淡，平 归心、肺、脾、肾经	甘，平 归肺、肝、肾经	辛，凉 归肺、肝经

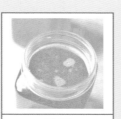

蜂蜜

甘，平
归肺、脾、大肠经

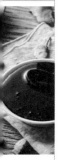

【功效与主治】　养阴清肺止咳。用于虚劳嗽血痰喘。主要治疗食道癌气虚津亏、痰瘀凝结型：水饮食物俱难咽下，肩背疼痛，声音嘶哑，形寒气短、形体消瘦、面色苍白，舌质淡，苔光剥，脉细弱。

【制作方法】　将水牛角3g、羚羊角3g挫碎先煎至少半小时浓缩至800mL，再加入天冬12g、麦冬12g、生地黄12g、川贝母6g、牡丹皮6g、茯苓5g、阿胶6g、薄荷12g（后下），煎至300mL，去药渣，加入梨汁、藕汁、萝卜汁各400mL，甘蔗汁200mL，阿胶10g（烊化）再熬，以入水不散为度，再加入蜂蜜250g，浓缩即成，冷却后装入干燥瓷瓶中。

【服用方法】　每次10～15g，早晚白开水冲服。

【各家论述】　用于养阴清肺止咳的五汁膏诸多医书有载，而组方略有不同。如清·田间来是庵《灵验良方汇编·续编》录五汁膏组方为：蔗汁、梨汁、藕汁、萝卜汁（各一碗）、姜汁（半碗），上五味共煎成膏，加白蜜三两再煎片时，加川贝母一两、薄荷叶三钱，俱研为极细末，拌入膏中，瓷器收藏，勿令出气，服时用白沸汤调下。火重者，姜汁可再减半。畏寒者，姜汁增至一碗。治老年痰火神效。清·李文炳《仙拈集》卷二所载五汁膏为蜂蜜、姜汁、白萝卜汁、梨汁、人乳共熬成膏，主治劳嗽。清·董西园《医级》卷八记载五汁膏为：梨汁、藕汁、萝卜汁、荸荠汁、姜汁。主治：痰火咳嗽，燥结咯艰。由此可知在治疗虚劳咳喘时，可因时因地灵活选用养阴润燥、汁液丰富之品制成膏剂服用，不必拘于一方，如《鸡鸣录》所言：所用取汁之物，或非全有之日，则竹沥、芦根汁之类，易一二味可也。

而清·赵月航《治疹全书·卷下》所载"五汁膏"为竹沥1盏，荆沥1盏，梨汁1盏，姜汁半盏，饴糖1钱（以白蜜熬半老代之，尤妙）共溶化。每服数匙，不拘时候服。功能补肺止咳，主治疹后误食猪肉、鸡子，或因风寒，致终身咳嗽者。

另有名为"五汁膏"而外用者，如清·钱峻《经验丹方汇编·风气痛》载五汁膏姜、葱、韭、白萝卜、菜子打汁煎膏，外加麻油、东丹石灰收炼，做膏药外贴，治风痛，不拘久近，立时见效。又有清·徐春甫《古今医统大全·髭发门》以鲜胡桃皮、鲜酸石榴皮、黑桑葚、旱莲草、鲜生地黄各及时取汁，瓷盆晒做饼，为末和合，用碱水调，少入明矾、食盐和如稀糊，染须发如常法，一染即黑。

膏方：仙方凝灵膏

【来源】 唐·孙思邈《千金翼》卷十三。

【组成】 茯苓（36斤，净，去皮），松脂（24斤），松子仁（12斤），柏子仁（12斤）。

【图解】

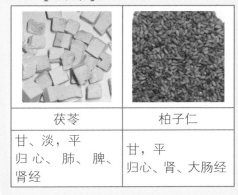

茯苓	柏子仁
甘、淡，平 归心、肺、脾、肾经	甘，平 归心、肾、大肠经

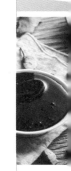

【功效与主治】　补益肺肾，健脾养血，养心安神。可使身轻目明，老者还少。

【制作方法】　茯苓（洗净、去皮）18000g，松脂12000g，松子仁6000g，柏子仁6000g，上4味捣碎；将14升白蜜纳铜器中，微火煎之，1日1夜，次第下药，搅拌均匀，文火加热。冷却后以干燥瓷器储存。

【服用方法】　将膏做成小枣大小，每次服7丸，每日3次。

【各家论述】　宋·王怀隐等撰《太平圣惠方》卷九十四中收录仙方凝灵膏又名神仙茯苓膏，其药物组成与《千金翼方》中仙方凝灵膏相同，仅剂量不同，并曰："若欲绝食。顿服令饱。即得绝之。久服轻身明目。不老复壮。发白更黑。"

宋·太医院《圣济总录》卷一九八中记载凝灵膏组成亦与仙方凝灵膏相同，并有"满四剂，当得延年不老"之说。

明·朱橚等撰《普济方》卷二六四引《太平圣惠方》之仙方凝灵膏，取白茯苓、松子仁、松脂三味，命名为辟谷凝灵膏，指出其能"轻身明目，老者返少，久服成仙矣"。

膏方：燮理十全膏

【来源】　清·王秉衡《重庆堂医学随笔》卷上。

【组成】　人参（潞党参、西洋参酌宜代用）3两，黄芪（炙）3两，白术6两，熟地黄8两，当归身2两，白芍2两，川芎2两，甘草（炙）1两。

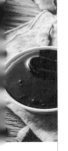

中药 膏方制备及 经典膏方

【图解】

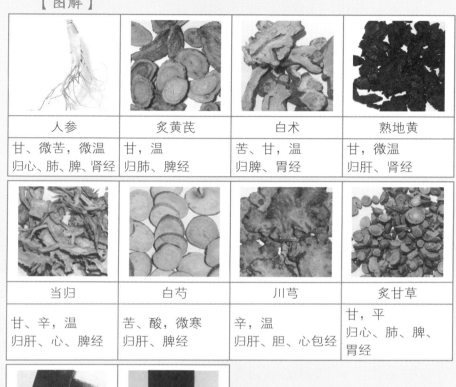

人参	炙黄芪	白术	熟地黄
甘、微苦，微温 归心、肺、脾、肾经	甘，温 归肺、脾经	苦、甘，温 归脾、胃经	甘，微温 归肝、肾经
当归	白芍	川芎	炙甘草
甘、辛，温 归肝、心、脾经	苦、酸，微寒 归肝、脾经	辛，温 归肝、胆、心包经	甘，平 归心、肺、脾、胃经

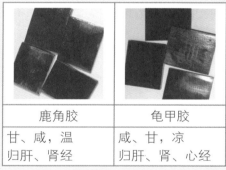

鹿角胶	龟甲胶
甘、咸，温 归肝、肾经	咸、甘，凉 归肝、肾、心经

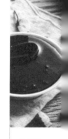

【功效与主治】 平补阴阳，调和气血。用于阴阳失调，气血不和。

【制作方法】 将炙黄芪90g、白术180g、熟地黄240g、当归60g、白芍60g、川芎60g、炙甘草30g加水煎煮2次，两次药液兑在一起。人参（可酌情用潞党参、西洋参代替）90g，单独煎2次，和上述药液混合熬膏，将成，入鹿角胶120g、龟甲胶90g收膏，冷却后盛干燥瓷器（或玻璃瓶）内，窨去火气。

【服用方法】 每次10～15g，每日3次，白开水冲服。

【各家论述】 清·何廉臣《重订广温热论》第二卷验方妙用补益法中记载燮理十全膏"气血阴阳统补"，为薛生白膏丸挡子方。清·魏之琇《续名医类案》卷十一虚损亦记载"燮理十全膏，平补阴阳，调剂气血"，方药组成均与上相同。

此薛一瓢先生方也。其方论云："古人治无形之劳倦，必培以甘温，人参为君，白术为臣，黄芪为佐，甘草为使，有形之劳倦，必助以辛温，归、芎是也，资以酸甘，芍、地是也。故以八味为章旨，而驱策以血肉之物，如鹿之动，能通督脉，挺走险阻而不疲，角戴阳而上升，禀乎刚健之用；龟之静，能通任脉，潜藏固蛰，抱阴负阳而善守，腹为阴而下降，禀乎柔顺之体。此二胶者，各禀一德，草木力微，赖之而神其用也。阴阳两虚者服之，无偏胜，无不及，或加陈皮、半夏以利枢机，允为王道之剂。凡培养元气之方，宜简而纯。简则脏腑易承，气血易行，纯则温浓和平，可以补偏救弊，俾自相灌注，循环无端，生生不已，以合其先天所赋流行之道。若稍穿凿，非本然之理矣。"

膏方：脂桃膏

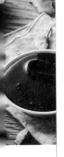

【来源】 清·徐文弼《寿世传真》修养宜护持药物第八。

补骨脂属火，坚固元阳，暖丹田，入命门补相火。（肾虚则命门火衰，不能熏蒸，致脾胃虚寒，迟于运化，饮食减少，故补命门相火即是补脾胃也）核桃肉属木，温肺化痰，补气养血，通命门，助肾火，合故纸有木火相生之妙，能使精气内充。昔郑相国生平不服他药，只此一方久服，后容颜如少，须发转黑。

【组成】 补骨脂10两（拣净，黄酒浸一夕，蒸熟晒干，为末，又名破故纸），核桃肉20两（温水泡去皮，捣如泥），蜂蜜1斤（白者更佳）。

【图解】

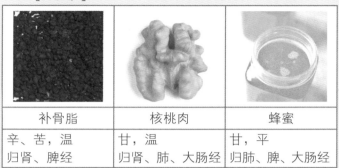

补骨脂	核桃肉	蜂蜜
辛、苦、温 归肾、脾经	甘、温 归肾、肺、大肠经	甘、平 归肺、脾、大肠经

【功效与主治】 温脾补肾，黑发。用于脾肾两虚所致的头晕，耳鸣，神疲困倦，动则气促，腰膝酸软无力，夜晚尿频，大便溏泻或干结难排。

【制作方法】 将补骨脂100g和核桃肉200g捣成泥，加入蜂蜜搅匀成膏。

【服用方法】 成人每日服一汤匙，约30g；用少量开水烊化后服用。

膏方：专翁大生膏

【来源】 清·吴鞠通《温病条辨·卷三·下焦篇·秋燥》。
燥久伤及肝肾之阴，上盛下虚，昼凉夜热，或干咳，或不咳，甚则痉厥者，三甲复脉汤主之，定风珠亦主之，专翁大生膏亦主之。

【组成】 人参2斤（无力者以制洋参代之），茯苓2斤，龟板（另熬胶）1斤，乌骨鸡1对，鳖甲（另熬胶）1斤，牡蛎1斤，鲍鱼2斤，海参2斤，白芍2斤，五味子半斤，麦冬（不去心）2斤，羊腰子8对，猪脊髓1斤，鸡子黄20丸，阿胶2斤，莲子2斤，芡实3斤，熟地黄3斤，沙苑蒺藜1斤，白蜂蜜1斤，枸杞子（炒黑）1斤。

【图解】

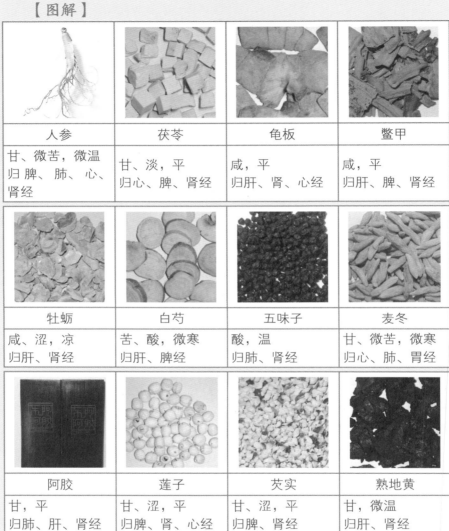

人参	茯苓	龟板	鳖甲
甘、微苦，微温 归脾、肺、心、肾经	甘、淡、平 归心、脾、肾经	咸，平 归肝、肾、心经	咸，平 归肝、脾、肾经
牡蛎	白芍	五味子	麦冬
咸、涩，凉 归肝、肾经	苦、酸，微寒 归肝、脾经	酸，温 归肺、肾经	甘、微苦，微寒 归心、肺、胃经
阿胶	莲子	芡实	熟地黄
甘，平 归肺、肝、肾经	甘、涩，平 归脾、肾、心经	甘、涩，平 归脾、肾经	甘，微温 归肝、肾经
沙苑蒺藜	蜂蜜	枸杞子	
苦、辛，微温； 有小毒归肝经	甘，平 归肺、脾、大肠经	甘，平 归肝、肾经	

中药

膏方制备及

经典膏方

【功效与主治】 补血养肝，滋阴补肾，安胎。用于肝肾阴虚、血虚诸证引起的头晕目眩，心悸气短，疲乏无力，食欲不振，腹胀腹泻，月经失调等。

【制作方法】 人参（或西洋参）、牡蛎、羊腰子、猪脊髓、沙苑蒺藜、白蜜、枸杞子各100g，麦冬、乌骨鸡、鲍鱼、海参、阿胶各200g，五味子50g，熟地黄300g，龟板、鳖甲100g另熬胶。鸡子黄10丸。将草本药物和动物类分成两锅，小火熬1日，去滓取汁。然后把方中的茯苓、白芍、莲子、芡实各200g研成粉末，放入药汁中加热浓缩为膏即成。

【服用方法】 成人每日服一汤匙，用少量开水烊化后服用。

【各家论述】 此方为清代温病学家吴鞠通所创，出现在《温病条辨·卷三·下焦篇·秋燥》：燥久伤及肝肾之阴，上盛下虚，昼凉夜热，或干咳，或不咳，甚则痉厥者，三甲复脉汤主之，定风珠亦主之，专翁大生膏亦主之。

此条文下作者自做分析：肾主五液而恶燥，或由外感邪气久羁而伤及肾阴，或不由外感而内伤致燥，均以培养津液为主。肝木全赖肾水滋养，肾水枯竭，肝断不能独治。所谓乙癸同源，故肝肾并称也。三方由浅入深，定风浓于复脉，皆用汤，从急治。专翁取乾坤之静，多用血肉之品，熬膏为丸，从缓治。盖下焦深远，草木无情，故用有情缓治。再暴虚易复者，则用二汤；久虚难复者，则用专翁。专翁之妙，以下焦丧失皆腥臭脂膏，即以腥臭脂膏补之，较之丹溪之知柏地黄、云治雷龙之火而安肾燥，明眼自能辨之。盖凡甘能补，凡苦能泻，独不知苦先入心，其化以燥乎！再雷龙不能以刚药直折也，肾水足则静，自能安其专翁之性；肾水亏则动而燥，因燥而燥也。善安雷龙者，莫如专翁，观者察之。

同时《温病条辨·卷五·解产难》也有专翁大生膏相关内容，如"产后三大证论二"有云：按产后亦有不因中风，而本脏自病郁冒、痉厥、大便难三大证者。盖血虚则厥，阳孤则冒，液短则大

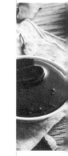

便难。冒者汗者，脉多洪大而芤；痉者厥者，脉则弦数，叶氏谓之肝风内动，余每用三甲复脉，大小定风珠及专翁大生膏而愈，浅深次第，临时斟酌。凡产后血虚诸证，可心领而神会矣。按以上三大证，皆可用三甲复脉、大小定风珠、专翁膏主之。又在"产后三大证论三"言道，《心典》云："血虚汗出，筋脉失养，风入而益其劲，此筋病也；亡阴血虚，阳气遂厥，而寒复郁之，则头眩而目督，此神病也；胃藏津液而灌溉诸阳，亡津液胃燥，则大肠失其润而大便难，此液病也。三者不同，其为亡血伤津则一，故皆为产后所有之病"。即此推之，凡产后血虚诸证，可心领而神会矣。按以上三大证，皆可用三甲复脉、大小定风珠、专翁膏主之。盖此六方，皆能润筋，皆能守神，皆能增液故也，但有浅深次第之不同耳。

清·吴瑞甫《中西温热串解·卷六·下焦篇·温热传入下焦治法》：温病燥热久羁，伤及肝肾之阴，上盛下虚，或干咳，或夜热，甚则痉厥者，三甲复脉汤主之，定风珠亦主之，更重者专翁大生膏主之。方俱见《温病条辨》。

膏方：滋营养液膏

【来源】 清·吴金寿《三家医案合刻》卷三录薛生白方。

此方汇集峻养肝肾二阴诸物，意在厚味滋填，而参用轻清灵动，尚不至于呆笨重浊，所以可法，服之者亦必无滞膈碍胃之虞。

【组成】 女贞子（4两），橘红（4两），干桑叶（4两），熟地黄（4两），墨旱莲（4两），白芍（4两），黑芝麻（4两），枸杞子（4两），鲜菊花（4两），当归身（4两），黑豆（4两），南烛叶（4两），玉竹（4两），白茯神（4两），沙苑蒺藜（2两），炙甘草（2两），阿胶（3两），蜂蜜若干。

中药
膏方制备及
经典膏方

【图解】

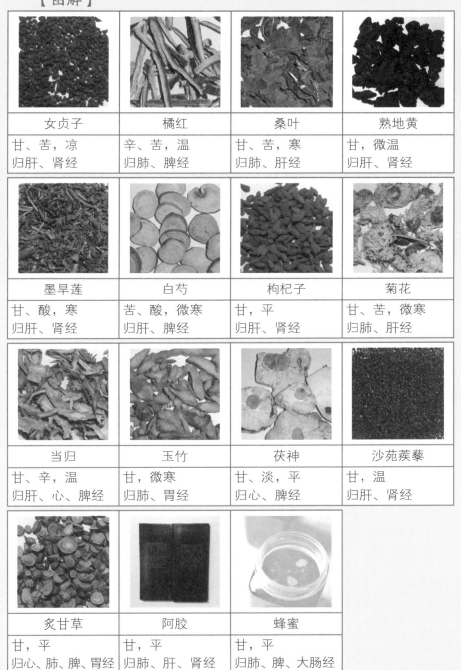

女贞子	橘红	桑叶	熟地黄
甘、苦，凉 归肝、肾经	辛、苦，温 归肺、脾经	甘、苦，寒 归肺、肝经	甘，微温 归肝、肾经
墨旱莲	白芍	枸杞子	菊花
甘、酸，寒 归肝、肾经	苦、酸，微寒 归肝、脾经	甘，平 归肝、肾经	甘、苦，微寒 归肺、肝经
当归	玉竹	茯神	沙苑蒺藜
甘、辛，温 归肝、心、脾经	甘，微寒 归肺、胃经	甘、淡，平 归心、脾经	甘，温 归肝、肾经
炙甘草	阿胶	蜂蜜	
甘，平 归心、肺、脾、胃经	甘，平 归肺、肝、肾经	甘，平 归肺、脾、大肠经	

【功效与主治】　峻养肝肾。用于肝气不和，头晕，耳鸣，久不愈。

【制作方法】　女贞子、橘红、桑叶、熟地黄、墨旱莲、白芍、黑芝麻、枸杞子、鲜菊花、当归身、黑豆、南烛叶、玉竹、茯神各120g，沙苑子、炙甘草各60g，加水小火熬成膏，加入阿胶、蜂蜜各90g，熬匀后收膏，冷却后瓷缸贮存。

【服用方法】　每次15～18g，每日清晨5～7点间用开水冲服，空腹服。

【各家论述】　清·何廉臣《重订广温热论》第二卷验方妙用\补益法记载滋营养液膏药物组成与上相同，但剂量稍有出入，"玉竹、熟地各一斤，女贞子、旱莲草、冬桑叶、白池菊、黑芝麻、当归身、白芍、大黑豆、南烛子、辰茯神、橘红各四两，沙苑子、炙甘草各二两。以上十五味，煎成浓汁，和入真阿胶、炼白蜜各三两收膏，每服八钱，开水冲服。"亦提及为薛生白膏丸挡子方。

此薛生白生平得意之验方。清·王士雄《四科简效方·虚弱》对其方义加以分析："贞、莲二味，法二至以暗转阴阳；佐以桑、麻，为调风气，应候播植生机；助以杞、菊，为升降之春秋，亦承流以宣化；归、芍辛酸，一通一泄，使无壅滞之情；地黄、蒺藜，一填一养，不致肌虚之困；黑豆滋水息肝，南烛培元益气；茯神、玉竹，为营卫报使；橘红、甘草，为喉舌真司；驴胶济水造成，激浊扬清之凛冽；蜂蜜百花酿就，和风甘雨之仁慈。服之不特调元却疾，且以见天地之生生有如是也。"

清末至民国·张山雷《中风斠诠》卷第三中此方下有按语："凡服食之药，古人制方，本是立之大法，示以仪型，须于临用之时相体裁衣，随其人之体质而斟酌量度，审择增损。即方中诸物，尚可随宜去取，换羽移宫，与时进退，并非教人死于字句之间，呆抄呆用。所以近贤定方，膏、丹、丸、散，多有不载分量者，其诱掖后进，欲其能自变化，庶几活泼泼地运用无穷，其意深矣！近贤商务书馆编有所谓《医学辞典》者，所录此方，注明前十四味各四

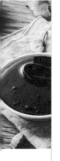

两，末二味则各二两。无论其是否合宜，而以熟地黄极重之质，与橘红、桑、菊等之轻清者同一分量，试观古近成方，曾有如是之毫无轩轾者否？可见编辑者原是门外人，致有如此之无法，而乃托名医林，则吾国医学，真扫地尽矣！"

第二节　清热膏方

膏方：杜劳方

【来源】　清·王士雄《潜斋医话》。

　　杜劳方，专治骨蒸劳热，羸弱神疲，腰脊酸痛，四肢痿软，遗精吐血，咳嗽吐痰，一切阴虚火动之症。轻者，二三料痊愈；重者，四五料除根。若先天不足之人，不论男女，未病先服，渐可强壮。以其性味中和，久任亦无偏胜之弊，勿以平淡而忽之。

【组成】　枇杷叶56片（刷去毛，鲜者尤良），红莲子4两（木去心皮），梨2枚（大而味甘者良，去心皮，切片），大枣8两（同煮熟后去皮），炼白蜜1两。

【图解】

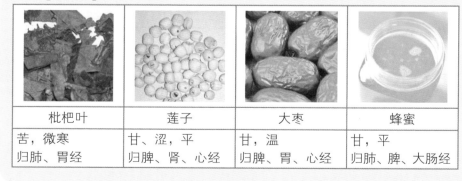

枇杷叶	莲子	大枣	蜂蜜
苦，微寒 归肺、胃经	甘、涩，平 归脾、肾、心经	甘，温 归脾、胃、心经	甘，平 归肺、脾、大肠经

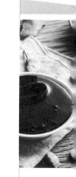

【功效与主治】　滋阴清热。用于骨蒸劳热，羸弱神疲，腰脊酸痛，四肢痿软，遗精吐血，咳嗽吐痰等阴虚火动之症。

【制作方法】　先将枇杷叶150g放砂锅内，用水煎煮2～3小时后，用细纱布过滤后取汁。然后和白蜜一起搅拌后放入锅中。若无咳嗽者，用水封盖；若咳嗽严重者，以枇杷叶盖其表面。盖好煮15分钟，翻转再煮15分钟后，放入瓷罐内。咳甚者，多加枇杷叶，不咳勿用；若咳嗽多痰，加川贝母1两，研极细，起锅时加入，滚1～2分钟沸即收；若吐血，加藕节捣成汁一起煮；若大便干燥，多加炼白蜜，大便溏泻者勿用。冬季可以多制，夏季建议逐日制作少量。

【服用方法】　成人每日服一汤匙，用少量温水烊化后服用。

膏方：浮萍煎膏

【来源】　宋·王怀隐、陈昭遇等《太平圣惠方》。

治口舌生疮。久不瘥。

【组成】　浮萍草（1两），川升麻（1两），黄檗（1两），甘草（1两半生用）。

【图解】

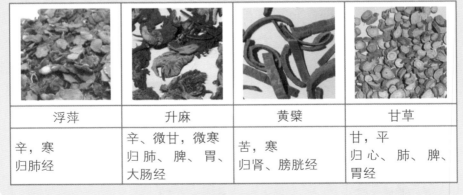

浮萍	升麻	黄檗	甘草
辛，寒 归肺经	辛、微甘，微寒 归肺、脾、胃、大肠经	苦，寒 归肾、膀胱经	甘，平 归心、肺、脾、胃经

【功效与主治】　清热降火。用于心火上炎、口舌生疮等症。

【制作方法】　浮萍1000g，川升麻500g，黄檗1000g，甘草500g。加水熬沸去滓，加入蜂蜜收膏，盛入可密封容器。

【服用方法】 每晨取10g，以温水化服。

膏方：坎离膏

【来源】 明·龚廷贤《万病回春》卷四。

【组成】 黄檗（4两），知母（4两），生地黄（2两），熟地黄（2两），天冬（2两，去心），麦冬（2两，去心），杏仁（7钱，去皮），核桃仁（4两，去皮尖，净仁），蜂蜜（4两）。

【图解】

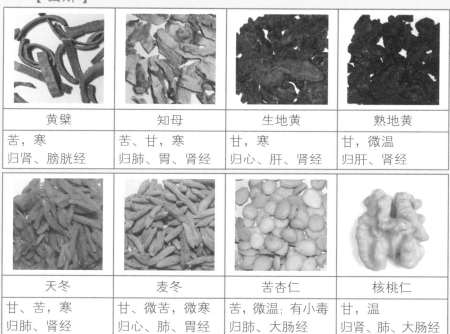

黄檗	知母	生地黄	熟地黄
苦，寒 归肾、膀胱经	苦、甘，寒 归肺、胃、肾经	甘，寒 归心、肝、肾经	甘，微温 归肝、肾经
天冬	麦冬	苦杏仁	核桃仁
甘、苦，寒 归肺、肾经	甘、微苦，微寒 归心、肺、胃经	苦，微温；有小毒 归肺、大肠经	甘，温 归肾、肺、大肠经
蜂蜜	侧柏叶		
甘，平 归肺、脾、大肠经	苦、涩，寒 归肺、肝、脾经		

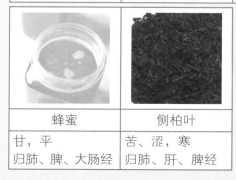

【功效与主治】 滋阴润肺，清热泻火。用于痨瘵发热，阴虚火动，咳嗽吐血、唾血、咯血、咳血、衄血、心慌、喘急、盗汗。

【制作方法】 黄檗240g、知母240g、侧柏叶（2把）加水煎至800mL左右，去药渣；将天冬、麦冬、生地黄、熟地黄各120g加入上述药液中，再加水400mL，煎汁留取药渣；将此药渣捣烂如泥，加水400mL煎煮，将药汁过滤后加入前汁。将苦杏仁42g、核桃仁240g（用水擂烂再滤，去渣）、蜂蜜500g加入上述药汁内，用文火熬成膏，干燥瓷罐贮存封口，将瓶身浸入水中去火毒。

【服用方法】 每次10～15mL，每日2次，侧柏叶煎汤调服，空腹服。忌用铜、铁器。

【各家论述】 明·龚信《古今医鉴》卷之七虚劳中收录"坎离膏（黄宾江传）治痨瘵阴虚发热，咳吐咯血等症"。明·孙志宏《简明医彀·卷之四·痨瘵》记载"坎离膏治痨瘵发热，阴虚火动，咳嗽吐衄，咳、咯血，喘急盗汗"。

坎离膏亦有外用者，明·沈之问《解围元薮》卷四中记载其主治："大风乖疠，久烂无皮。"方药组成为：血竭3钱，冰片1钱，轻粉2钱，水银2钱，大风子肉1两，白占5钱。共研至不见星，加熬熟香油调，加麝香1分、冰片2分，以甘草汤洗净后搽之。清·林佩琴《类证治裁》卷之五疠风论治中记载"疮久溃烂，掺红玉散、敷坎离膏"。

膏方：清火永真膏

【来源】 明·龚信《古今医鉴》卷七。

【组成】 生地黄（4斤，捣汁），天冬（6两），款冬花（6两）。

【图解】

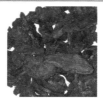	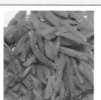	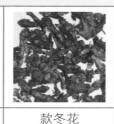	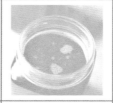
生地黄	天冬	款冬花	蜂蜜
甘，寒 归心、肝、肾经	甘、苦，寒 归肺、肾经	辛、微苦，温归肺经	甘，平 归肺、脾、大肠经

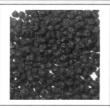
五味子
酸、甘，温 归肺、心、肾经

【功效与主治】　滋阴泻火，润肺止咳。用于阴虚咳嗽，火动咯血。

【制作方法】　款冬花、天冬各200g加水煎煮，取渣捣烂再熬，加入2000g生地黄榨取的生地黄汁，煎炼成稠，加入蜂蜜500g成膏，再将30g五味子熬汁100mL加入膏内，煎至黏稠为度，冷却后装入干燥的瓷瓶中保存。

【服用方法】　每次10～15mL，每日1～2次，温开水冲服。

膏方：清空膏

【来源】　金元·李东垣《兰室秘藏》卷中。

【组成】　川芎5钱，柴胡7钱，黄连1两炙（炒），防风1两炙（去芦），羌活1两炙，甘草1两5钱，细挺子黄芩3两（去皮，锉，1半酒制，1半炒）。

【图解】

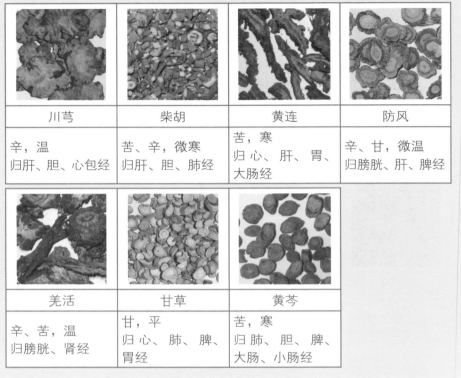

川芎	柴胡	黄连	防风
辛，温 归肝、胆、心包经	苦、辛，微寒 归肝、胆、肺经	苦，寒 归心、肝、胃、大肠经	辛、甘，微温 归膀胱、肝、脾经

羌活	甘草	黄芩
辛、苦，温 归膀胱、肾经	甘，平 归心、肺、脾、胃经	苦，寒 归肺、胆、脾、大肠、小肠经

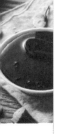

【功效与主治】　清热祛湿，祛风止痛。用于治疗偏正头痛，年深不愈；湿热上壅损目，脑痛不止者。

【制作方法】　川芎200g，柴胡300g，黄连450g炙（炒），防风450g炙（去芦），羌活450g炙，甘草700g，酒黄芩700g，炒黄芩700g。上为细末。

【服用方法】　每服4g，在容器内加入少许茶，汤调如膏。睡前白开水送服。

【各家论述】　明·吴昆《医方考》：风者，天之阳气也。人身六阳之气，皆聚于头。复感于风，是重阳而实矣，故令热痛。辛甘发散为阳，故用羌活、防风、川芎、柴胡、甘草。用黄芩、黄连者，苦寒之品也，以羌活之属君之，则能去热于高巅之上矣。

明·皇甫中《明医指掌》卷六中所载清空膏较原方少川芎、柴胡、黄连三味药，"治偏正头痛，及风、湿、热上壅作痛"。

清·汪昂《医方集解》：此足太阳、少阳药也。头为六阳之会，其象为天，清空之位也。风寒湿热干之，则浊阴上壅而作实矣。羌、防入太阳，柴胡入少阳，皆辛轻上升，祛风胜湿之药；川芎入厥阴，为通阴阳血气之使；甘草入太明，散寒而缓痛；辛甘发散为阳也；芩、连苦寒，以羌、防之属升之，则能去湿热于高巅之上矣。

清·张秉成《成方便读》：此方用羌、防、柴、芎之入肝搜风者，上行而解散其邪，即以酒炒芩、连之苦寒，先升后降，以逐其火。甘草缓急调中，协和各药。用茶者，取其禀至清之气，能除上焦之浊垢下行耳。

清·程国彭《医学心悟》卷三头痛篇曰："偏头风者，半边头痛，有风热，有血虚。风热者，筋脉抽搐，或鼻塞，常流浊涕，清空膏主之；血虚者，昼轻夜重，痛连眼角，逍遥散主之。"

膏方：酥蜜膏

【来源】 宋·《鸡峰普济方》卷十一。

【组成】 生地黄汁（8合），黑饧（3合），白蜜（3合），白糖（3合），生姜汁（1合），酥（3两），川升麻（3两），鹿角胶（3两），杏仁（3两）。

【图解】

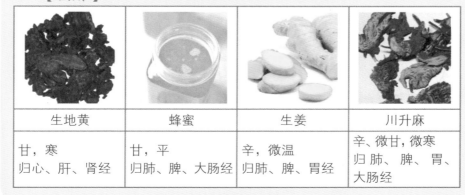

生地黄	蜂蜜	生姜	川升麻
甘，寒 归心、肝、肾经	甘，平 归肺、脾、大肠经	辛，微温 归肺、脾、胃经	辛、微甘，微寒 归肺、脾、胃、大肠经

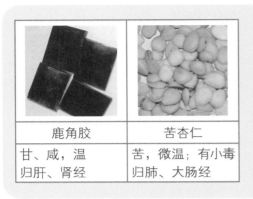

鹿角胶	苦杏仁
甘、咸，温 归肝、肾经	苦，微温；有小毒 归肺、大肠经

【功效与主治】　滋阴退热，润肺止咳。用于肺脏虚热，咳嗽，咽干痛，唾脓血。

【制作方法】　生地黄汁800mL、饴糖300mL、蜂蜜500g、白糖300g、生姜汁100mL、牛乳或羊乳经提炼而成的酥油90g、川升麻（碾碎）90g、鹿角胶90g、杏仁（捣碎成膏状）90g，上药置于银器中以文火熬，不停搅拌，待浓度似膏状物时，用干燥的瓷瓶（或玻璃瓶）储存。

【服用方法】　每次5mL，咽喉部含服，不拘时候。

【各家论述】

唐·孙思邈《千金方衍义》："肺窍为风寒所袭而致喘咳上气，语声嘶塞。故用姜汁、杏仁、柑皮、百部温散肺络之结，胶、饴、枣肉、乳酥、崖蜜通行脾肺之津，津回燥润，津自复矣。"

唐·王焘《外台秘要》卷十引《删繁方》的酥蜜膏又称酥蜜膏酒，为酥、崖蜜、饴糖、生姜汁、生百部汁、大枣肉（研为脂）、杏仁（去皮尖，研）各一升，柑皮5具（末）等组成。"上合和，微火煎，常搅，三上三下约一炊久，俟姜汁及百部汁各减半则停。以温酒一升送服方寸匕，细细咽之，日二夜一。"有"止气嗽，通声"之功效，主治："肺虚寒，厉风所伤，声音嘶塞，气息喘惫，咳唾。寒郁热邪，声音不出。"《外台秘要》卷第三十七记载："又若大便难，腹中坚如盘蛇者，为犯温积久，腹中有干粪不去故

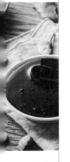

也，宜销酥蜜膏服一二升，津润腹内即下，若不，可服大黄朴硝等下之。"

清·张温《张氏医通》卷十三·喑门中收录千金酥蜜膏，治"肺气虚寒，疗风所伤，语声嘶塞，咳唾上气喘嗽。及寒郁热邪，声暗不出。"药物组成为：酥、崖蜜、饴糖（各一升），生姜汁、生百部汁、枣肉、杏仁（各半升。研），柑皮（五具末）。"先将杏仁和水三升。煮减半。去滓入酥、蜜、姜、饴等味。文火再熬。取二升。温酒调服方寸匕。细细咽之。日三服。"盖酥蜜膏酒专滋肺胃之燥。

膏方：天真膏

【来源】 清·孟河《幼科直言》卷五。

【组成】 白术（1斤，去节），白芍（4两，炒），北沙参（4两），白茯苓（4两），陈皮（4两），牡丹皮（3两），当归（2两）。

【图解】

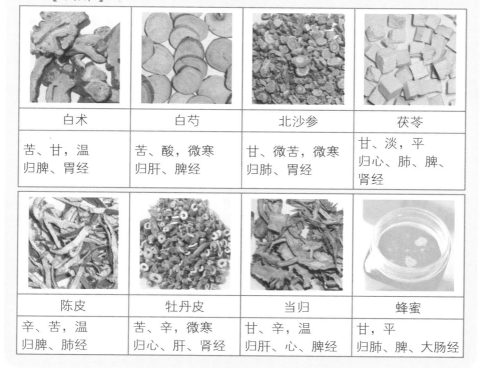

白术	白芍	北沙参	茯苓
苦、甘，温 归脾、胃经	苦、酸，微寒 归肝、脾经	甘、微苦，微寒 归肺、胃经	甘、淡，平 归心、肺、脾、肾经

陈皮	牡丹皮	当归	蜂蜜
辛、苦，温 归脾、肺经	苦、辛，微寒 归心、肝、肾经	甘、辛，温 归肝、心、脾经	甘，平 归肺、脾、大肠经

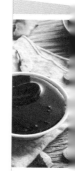

181

【功效与主治】　滋阴清热，行气消胀。用于小儿胀症，四肢干瘦，肚腹肿硬，夜间发热，或出盗汗。

【制作方法】　白术（去节）480g、炒白芍120g、北沙参120g、茯苓120g、陈皮120g、牡丹皮90g、当归60g，上药加水共入砂锅内煎煮，去药渣，待汁液黏稠，再加蜂蜜500g，熬至数次沸腾，以入水不散为度。冷却后入干燥瓷器内收用。

【服用方法】　每次5～10mL，不拘时候服，白开水调服。

【各家论述】　清·谢玉琼恩《麻科活人全书》卷之三中收录此膏，记载"天真膏治麻后咳嗽不止。内热不清。心神不宁。夜卧不安。或生疮疥"。

清《痘疹活幼至宝》卷终中该方组成为：生地4两，麦冬（去心）4两，元参4两，知母4两，沙参4两，生黄芪4两，桑皮4两，生薏苡仁4两，白茯苓2两，枣仁（炒）2两，茯神2两，当归2两，丹皮2两，紫苑2两，橘红2两，白术（米泔浸，炒）4两，与《麻科活人全书》中天真膏的主治疾病相同。"长流水浸入砂锅内，桑柴文武火熬成珠，上好白蜜收成，瓷器盛贮""每服3～5茶匙、开水调服"。

膏方：玄黄膏

【来源】　清·汪琥《伤寒论辨证广注》卷之九·附昔贤治少阴病方论变法。

按仲景治少阴病，用大承气汤者，共三证。一则口燥咽干；二则自利纯青水，心下痛，口干燥；三则腹胀不大便，乃火土过极，水将涸矣。故用大承气汤泻土。即所以救水。土为水之贼也。然病患之脉。必两尺沉数。有力者。宜下之。无力者。不宜下也。宜滋阴泻热。玄黄膏主之。此方乃入手足、少阴兼走阳明之药也。阴虚人及老人血少者，大宜服之。

【组成】　玄参、生地黄各4两，大黄酒浸1两。

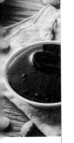

中药
膏方制备及
经典膏方

【图解】

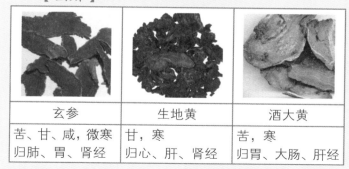

玄参	生地黄	酒大黄
苦、甘、咸，微寒 归肺、胃、肾经	甘，寒 归心、肝、肾经	苦，寒 归胃、大肠、肝经

【功效与主治】　滋阴泻热。用于阴液亏虚，阳明腑实。

【制作方法】　玄参、生地黄各200g，酒大黄50g。三味药加水煎煮3次，滤汁去渣，合并滤液，加热浓缩为膏即成。

【服用方法】　成人每日服一汤匙，用少量开水烊化后服用。

膏方：滋阴清化膏

【来源】　明·龚廷贤《万病回春》卷四。

【组成】　生地黄（1两，酒洗），熟地黄（1两，酒浸），天冬（1两，去心），麦冬（1两，去心），白茯苓（1两，去皮），山药（1两，炒），枸杞子（1两），白芍药（1两，酒炒），五味子（7钱），黄檗（1两，盐酒炒），知母（1两，盐水炒），玄参（1两），薏苡仁（1两，炒），甘草（5钱，生）。

【图解】

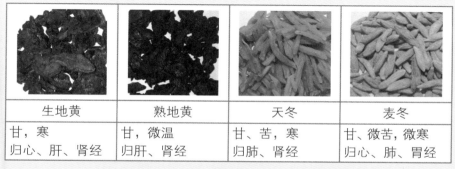

生地黄	熟地黄	天冬	麦冬
甘，寒 归心、肝、肾经	甘，微温 归肝、肾经	甘、苦，寒 归肺、肾经	甘、微苦，微寒 归心、肺、胃经

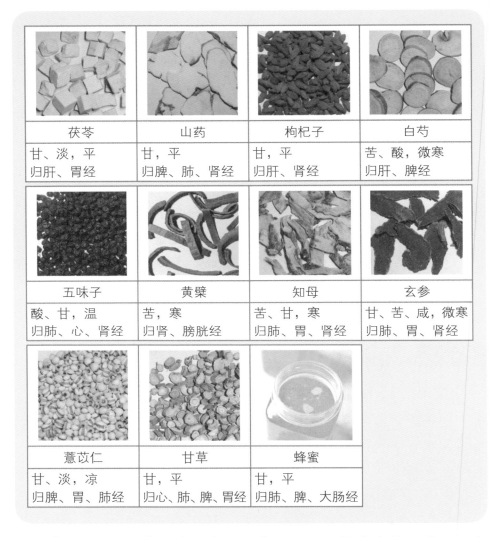

茯苓	山药	枸杞子	白芍
甘、淡,平 归肝、胃经	甘,平 归脾、肺、肾经	甘,平 归肝、肾经	苦、酸,微寒 归肝、脾经
五味子	黄檗	知母	玄参
酸、甘,温 归肺、心、肾经	苦,寒 归肾、膀胱经	苦、甘,寒 归肺、胃、肾经	甘、苦、咸,微寒 归肺、胃、肾经
薏苡仁	甘草	蜂蜜	
甘、淡,凉 归脾、胃、肺经	甘,平 归心、肺、脾、胃经	甘,平 归肺、脾、大肠经	

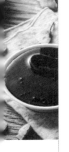

【功效与主治】 清痰火,滋化源。用于阴虚发热,嗽血,大便干结。

【制作方法】 生地黄(酒洗)、熟地黄(酒浸)、天冬(去心)、麦冬(去心)、茯苓(去皮)、山药(炒)、枸杞子(酒炒)、白芍(酒炒)、黄檗(盐酒炒)、知母(盐水炒)、玄参(炒)、薏苡仁(炒)各30g,五味子21g,生甘草15g。上药均粉碎为细末,用炼蜜黏合成玻璃球大小贮存。

【服用方法】 每次3g,空腹津液噙化咽下。

第三节　祛痰膏方

膏方：二冬膏

【来源】　明·洪基《摄生秘剖》卷四。

　　人之一身，阴常不足，阳常有余，况保养者少，作丧者多。真阴既亏，邪火必旺。火旺则阴愈消而虚损痰咳、烦渴热燥等证作矣，故宜常滋其阴，使阴与阳齐，则水能制火，而木升火降，斯无病矣。是膏用天冬清金降火，益水之源，故能下通肾气，以滋阴。目仙书极赞其御寒辟谷御女延龄，其于养生，诚为珍品。盖肾主津液，燥则凝而为痰，得润剂则肺不燥而痰自化，亦治本之法也。更以麦冬气薄主升，味厚为阴，有清心润肺之功，堪与天冬相并而施膏泽，以濡其枯槁焉。

【组成】　天门冬（去心）1斤，麦冬（去心）1斤。

【图解】

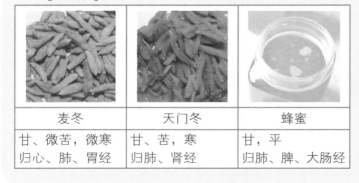

麦冬	天门冬	蜂蜜
甘、微苦，微寒 归心、肺、胃经	甘、苦，寒 归肺、肾经	甘，平 归肺、脾、大肠经

【功效与主治】　清心润肺，降火消痰。用于肺胃燥热，咳嗽痰少，痰中带血，咽痛音哑；虚损痰咳，烦渴热燥；咳逆上气，咽

185

喉疼痛，燥渴音哑；燥咳痰少，痰中带血，鼻干咽痛。

【制作方法】　天冬500g，麦冬500g，蜂蜜500g。将二冬入砂锅，水煎取汁，再将滓水煎，以无味为度，入蜜，熬成膏，盛入可密封容器。

【服用方法】　每日早晚各1次，每次10g，用白开水化服。

【各家论述】　清·张璐《医通祖方》认为二冬膏治肺胃燥热，痰涩咳嗽，并在该方下列举一系列加减。如固本丸治老人津血俱亏，咳逆便秘，即为二冬膏加生地、熟地，与本方二冬各8两，人参4两。蜜丸，酒下4钱，熬膏尤宜。又如集灵膏治久嗽气血俱虚，不能送痰而出。组方为固本丸中二冬、二地各10两，人参6两，加枸杞子6两，熬膏蜜收。如血虚便难，加归身；脾弱便溏，加白术，以糖霜代蜜收之。三才丸治气血俱虚，精神不固，亢阳失合者宜之，组方为二冬膏去麦门冬，加人参、熟地黄等分，蜜丸服之。加黄檗、甘草、砂仁，名三才封髓丹。甘露饮治胃中客热，烦躁，口鼻咽疮，牙宣口臭。二冬膏加生地黄、熟地黄、茵陈、枳壳、黄芩、石斛、甘草、枇杷叶（炙，去毛）。

清·沈汉卿《重订温热经解·治验》指出咳嗽气逆，连咳十余声，咳至不能转吸者，名顿呛，二冬膏主之。民国·郑显庭《丸散膏丹集成》认为"二冬禀少阴水精之气，麦冬禀水精而上通于阳明，天冬禀水精而上通于太阳，夫冬主闭藏，门主开转，咸名门冬者，俱能开转闭藏而上达。合二冬制熬成膏，消痰润肺，生脉清心。久服则肾固气平，体健身轻，不老不饥，为益非浅"。

膏方：加味清宁膏

【来源】　清·何炫《何氏虚劳心传》。

【组成】　生地黄（补阴，4两，酒拌略蒸），麦冬（4两），白花百合（8两，晒干、4两），桑白皮（蜜炙消痰，3两），山药（蒸熟，6两，以上3味研细入膏），桔梗（1两），枇杷叶（蜜炙，8两），橘红（1两），薏苡仁（炒，8两，泄泻加4两），茯苓（2两），

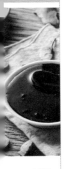

白芍（酒炒，3两），炙甘草（1两），龙眼肉（4两），大枣（补脾，6两）。

【图解】

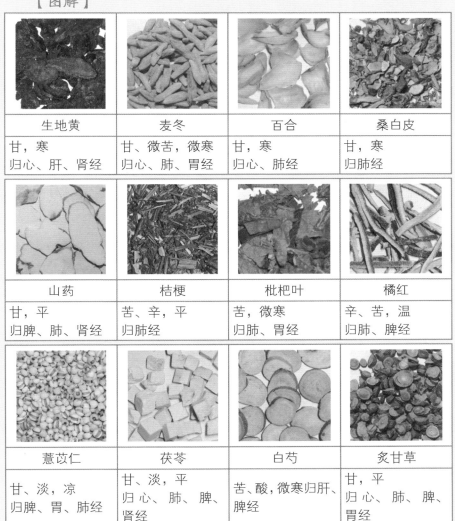

生地黄	麦冬	百合	桑白皮
甘，寒 归心、肝、肾经	甘、微苦，微寒 归心、肺、胃经	甘，寒 归心、肺经	甘，寒 归肺经
山药	桔梗	枇杷叶	橘红
甘，平 归脾、肺、肾经	苦、辛，平 归肺经	苦，微寒 归肺、胃经	辛、苦，温 归肺、脾经
薏苡仁	茯苓	白芍	炙甘草
甘、淡，凉 归脾、胃、肺经	甘、淡，平 归心、肺、脾、肾经	苦、酸，微寒归肝、脾经	甘，平 归心、肺、脾、胃经

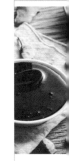

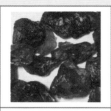
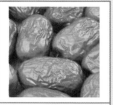

龙眼肉	大枣
甘，温 归心、脾经	甘，温 归脾、胃、心经

【功效与主治】 补阴清肺，益脾降气。用于阴虚咳嗽，或多痰，或干咳，或痰血红，或纯血。

【制作方法】 生地黄120g、麦冬120g、白花百合240g、炙桑白皮90g、山药180g、桔梗30g、炙枇杷叶240g、橘红30g、薏苡仁240g、茯苓60g、白芍100g、炙甘草30g、龙眼肉120g、大枣180g，将药材饮片切碎，水浸后煎煮，纱布滤去药渣，如此3遍，将所滤汁液混匀，加热浓缩，下入饴糖、白蜜各500g，俱煎极熟收之，俟冷入薄荷、贝母、山药末拌匀，时回生之属。

【服用方法】 时时挑置口中噙化，或白汤调服亦可，临卧及睡觉噙之更佳。

【各家论述】 《何氏虚劳心传》此方补阴清肺，益脾降气，消痰之剂。士材云：虚劳之所难者。如脾喜温燥，清肺则碍脾；少泄多，虽喘嗽不宁，但以补脾为要，清润之品，所宜斟酌。以脾有生肺之能，肺无扶脾之力，故制清宁膏一方而兼补脾阴之药。注云：润肺不碍脾，补脾不碍肺，以肺属金而法天，脾属土而法地。曰清宁者，脾肺兼理，取天清地宁之义也。愚以此方另添数味，投之辄效。用方者，弗以品多而去之可也。按经言肾病而谓诸阳气浮，无所根据从，故呕逆上气喘。盖阳根于阴，肾阴虚则阳无根据，而上升为呕嗳喘逆诸症。沈氏谓虚劳咳嗽，皆由阴虚阳盛，气为阳，气有余便是火。火性上炎，势必刑金。肝木挟心相二火上逆，反侮肺金，故咳嗽

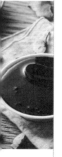

无度，至于黄昏肺气不能归纳肾间，夜咳愈甚，但肺为娇脏，咳伤肺膜，则痰中见血，火蒸精液，化为痰涎，痰火交结，咳逆无休，肺阴日衰，以致音哑声嘶，则不治矣。故初病之时，急宜降气消痰，调养脾胃，以生营卫，清润肺金，以生肾水，俾心火有制，不刑于肺，金水相生，阴火退伏，而咳自宁矣。古方治干咳嗽有琼玉膏，用生地（4两）、茯苓（12两）、人参（6两）、白蜜（2斤），仙加琥珀、沉香（各5钱），同参茯为末，隔汤再煮，自云神效异常。此虽以滋阴药为君，然人参乃肺热所忌，宜酌用之。

《何氏虚劳心传·治验》：一人患阴虚内热，咳嗽有痰。余朝用回生丸，以补肾培其根本；午间临卧，用加味清宁膏以清肺，理其咳嗽。有时脾气不佳，间服资生丸；有时内热或甚，间用保阴煎加减。喜其遵守饮食宜忌，及养生却病之法，年余，虚渐退热渐除。三年膏丸汤液，未尝一日间断，竟得痊愈。又诊治患前症，皆用上法，痊愈多人。数年奄奄不死者，亦多人。或见吐血，则用仲淳方加减治之；或寒热如疟，则用逍遥散加减治之。

膏方：宁嗽膏

【来源】　明·龚信《古今医鉴》卷之七·虚劳。

【组成】　天门冬（去心）半斤，杏仁（去皮）4两，川贝母（去心）4两，百部4两，百合4两，款冬花5两，紫菀3两，白术4两。

【图解】

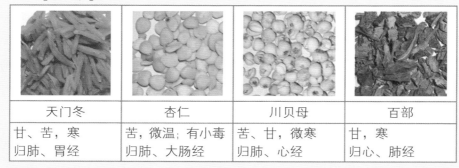

天门冬	杏仁	川贝母	百部
甘、苦，寒 归肺、胃经	苦，微温；有小毒 归肺、大肠经	苦、甘，微寒 归肺、心经	甘，寒 归心、肺经

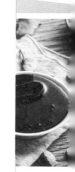

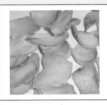	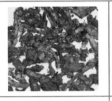	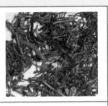	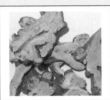
百合	款冬花	紫菀	白术
甘，寒 归心、肺经	辛、微苦，温 归肺经	辛、苦，温 归肺经	苦、甘，温 归脾、胃经

【功效与主治】　敛肺化痰止咳。治阴虚咳嗽，火动咯血。

【制作方法】　天冬（去心）240g，杏仁（去皮）120g，贝母（去心）120g，百部120g，百合120g，款冬花150g，紫菀90g，白术120g。将上述药材饮片切碎，用长流水20碗，煎5碗，滤渣再煎，如是者3次，共得药汁15碗，入饴糖0.5斤，蜜1斤，再熬，又入阿胶120g，白茯苓细末120g，和匀如膏。

【服用方法】　早晚各服1次，每服三五匙。

【各家论述】　龚信之子龚廷贤著《万病回春》卷之四"虚劳"所载宁嗽膏组成《古今医鉴》相同，用于治疗阴虚咳嗽，火动发热，咯血吐血，大敛肺气。龚廷贤另一部著作《寿世保元》卷八"咳嗽"收录的宁嗽膏在化痰止咳的基础上略有解表作用，其组方为：麻黄、杏仁（去皮尖）、桔梗（去芦）、甘草、知母、贝母、款冬花、黄芩、紫菀各5钱，黄连1钱，香附（童便炒）2钱，牛胆南星一两。上为细末，炼蜜为丸，如芡实大。每1丸，白汤食后化下。小儿身热感冒、鼻流清涕，或鼻塞咳嗽吐痰，轻者勿药，候二三日自愈。重者服此方，治痰为主，轻轻解之。

明·万表《万氏家抄济世良方》卷二"咳嗽"收录宁嗽膏组方制法同《古今医鉴》，并认为其治阴虚咳嗽，火动发热，咯血、吐血，大敛肺气。

明·孙志宏《简明医彀》所载宁嗽膏为：天冬、麦冬各1两，粟

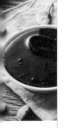

壳去穰取衣、陈皮各7钱，五味子、萝卜子、贝母各2钱，款冬花、百合、百部、天花粉、枳壳、兜铃、紫菀各3钱，加白果30个（天衣打碎）。炼膏，入饴糖8两，熬稠，倾瓷碗内，坐水中一日，每服半杯。治嗽久，诸邪服药已清，惟是嗽不止可服，邪未清切忌。

膏方：润肺化痰膏

【来源】 清·冯楚瞻《冯氏锦囊秘录》杂症大小合参卷十二论哮（儿科）。

【组成】 大白梨汁（1斤），白茯苓（4两，乳制，晒干，研极细末），麦冬（4两，熬汁），川蜜（1斤），川贝母（2两，去心研末），核桃肉（4两，去皮，净，捣烂）。

【图解】

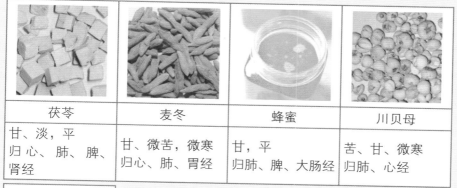

茯苓	麦冬	蜂蜜	川贝母
甘、淡，平 归心、肺、脾、肾经	甘、微苦，微寒 归心、肺、胃经	甘，平 归肺、脾、大肠经	苦、甘、微寒 归肺、心经

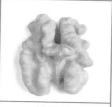

核桃肉
甘、温 归肺、肾、大肠经

【功效与主治】 滋阴润肺，化痰止咳。用于肺阴亏损、咳嗽咯痰等症。

【制作方法】　梨子1000g，白茯苓400g，麦冬400g，蜂蜜1000g，川贝母200g，核桃肉400g。梨子、白茯苓、麦冬、川贝母、核桃肉加水熬沸去滓，加入蜂蜜收膏，盛入可密封容器。

【服用方法】　每天晨起10g，以温水化服。

膏方：元霜膏

【来源】　清·尤怡《金匮翼》。

治虚劳热嗽，咯血唾血神效。

【组成】　乌梅汁、梨汁、柿霜、白砂糖、白蜜、萝卜汁（各4两），生姜汁（1两），赤茯苓末（8两，用乳汁浸晒9次），款冬花、紫菀（并末，各2两）。

【图解】

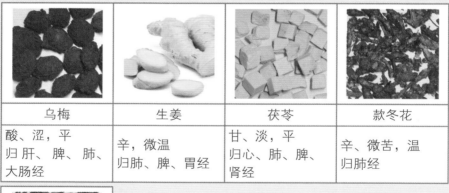

乌梅	生姜	茯苓	款冬花
酸、涩，平 归肝、脾、肺、大肠经	辛，微温 归肺、脾、胃经	甘、淡，平 归心、肺、脾、肾经	辛、微苦，温 归肺经

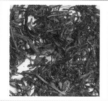

紫菀
辛、苦，温 归肺经

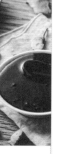

【功效与主治】　滋阴润肺，化痰止咳。用于肺阴亏损、虚劳干咳、咯血唾血等症。

中药

膏方制备及

经典膏方

【制作方法】 乌梅500g，梨子1000g，柿霜1000g，白砂糖500g，白蜜500g，萝卜2000g，生姜400g，赤茯苓800g，款冬花200g，紫菀200g。加水熬沸去滓，加入蜂蜜收膏，盛入可密封容器。

【服用方法】 每晚睡前10g，以温水化服。

膏方：紫苏膏

【来源】 宋·王衮《博济方》。

治肺痿劳嗽喘促，涕唾稠粘，咽膈不利。

【组成】 生地黄（3两），生姜（2两，与地黄相和研，布绞取汁），天门冬（半斤），麦冬（1斤），杏仁（3两，生研入），紫苏子（2两，炒研），牛蒡（4两），玄参（1斤）。

【图解】

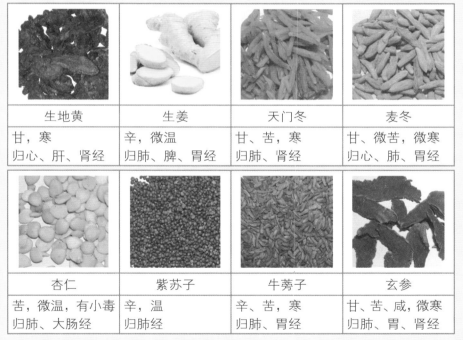

生地黄	生姜	天门冬	麦冬
甘，寒 归心、肝、肾经	辛，微温 归肺、脾、胃经	甘、苦，寒 归肺、肾经	甘、微苦，微寒 归心、肺、胃经
杏仁	紫苏子	牛蒡子	玄参
苦，微温，有小毒 归肺、大肠经	辛，温 归肺经	辛、苦，寒 归肺、胃经	甘、苦、咸，微寒 归肺、胃、肾经

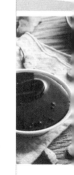

【功效与主治】 滋阴润肺，止咳化痰。用于肺阴亏损、虚劳干咳、咳喘咯痰等症。

【制作方法】　生地黄300g，生姜200g，天冬500g，麦冬100g，杏仁300g，紫苏子200g，牛蒡子400g，玄参1000g。上药加水熬沸去滓，加入蜂蜜收膏，盛入可密封容器。

【服用方法】　每晨取10g以温水化服。

膏方：紫菀膏

【来源】　宋·寇宗奭《本草衍义》卷十八。

肺热久嗽，身如火炙，肌肉消瘦，将成肺痨者。

【组成】　枇杷叶、木通、款冬花、紫菀、杏仁、桑白皮各等分，大黄减半。

【图解】

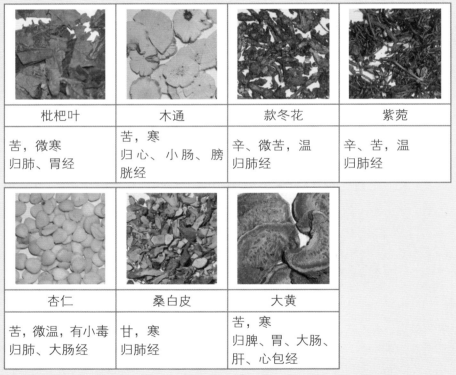

枇杷叶	木通	款冬花	紫菀
苦，微寒 归肺、胃经	苦，寒 归心、小肠、膀胱经	辛、微苦，温 归肺经	辛、苦，温 归肺经

杏仁	桑白皮	大黄
苦，微温，有小毒 归肺、大肠经	甘，寒 归肺经	苦，寒 归脾、胃、大肠、肝、心包经

【功效与主治】　清热化痰。用于肺热久嗽、咳嗽咯痰、肌肉消瘦、将成肺痨者等症。

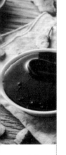

【制作方法】 枇杷叶600g，木通400g，款冬花600g，紫菀600g，杏仁400g，桑白皮400g，大黄200g。加水熬沸去滓，加入蜂蜜收膏，盛入可密封容器。

【服用方法】 每晚睡前10g以温水化服。

第四节 治燥膏方

膏方：百花膏

【来源】 宋·严用和《严氏济生方》，又名润肺百花膏。

【组成】 款冬花，百合（蒸，焙）。

【图解】

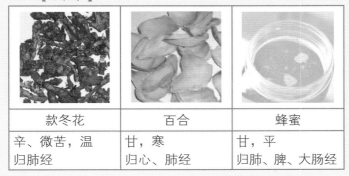

款冬花	百合	蜂蜜
辛、微苦，温 归肺经	甘，寒 归心、肺经	甘，平 归肺、脾、大肠经

【功效与主治】 滋阴润肺，化痰止咳。用于喘嗽不已，或痰中有血。

【制作方法】 款冬花500g，百合500g，蜂蜜500g。将前二味药材饮片切碎，水浸后煎煮，纱布滤去药渣，如此3遍，将所滤汁液混匀，加热浓缩，下入蜂蜜，搅拌均匀，慢火浓缩至稠膏，盛入可密封容器。

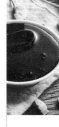

【服用方法】　每日早晚各1次，每次10g，用白开水化服。

【各家论述】　明·武之望《济阳纲目·卷二十八》在"虚劳咳嗽方"下收录了百花膏，认为它治喘咳不已，或痰有血，虚弱人最宜服之。《医方集解·除痰之剂第十五》收录了《济生》百花膏，并在其基础上加以补充：加紫菀、百部、乌梅，名加味百花膏。认为此方组成为手太阴药，款冬泻热下气，清血除痰；百合润肺宁心，补中益气，并为理嗽要药。《医方论·卷四·除痰之剂》认为百花膏治痰而兼清热者。

清·张德裕《本草正义·卷之三·草部隰草类上》"百合"条目下载：古方以百合、款冬花同熬成膏，名曰百花膏，治久咳痰血之病，亦以阴虚火旺，上灼燥金，故以百合之清润降火，合之款冬之微温开泄者，宣散气火，滋益肺虚，是为正治。而世俗或以百合通治外感之嗽者，又未免寒降遏抑，反令肺气窒塞，外邪无从宣泄矣。又按百合之花，夜合朝开，以治肝火上浮，夜不成寐，甚有捷效，不仅取其夜合之义，盖甘凉泄降，固有以靖浮阳而清虚火也。

宋·王璆原《是斋百一选方》中收录百花膏为熟干地黄1两、生干地黄1两、川当归1两、川芎1两、白芍1两、人参1两，上为细末，入生藕自然汁、生姜自然汁、蜜各1盏，同煎数沸，令香熟，入药调成膏。主治妇人因失血后气弱，或产后虚羸。

明·朱橚等撰《普济方》中所收录百花散为《是斋百一选方》中去人参加白茯苓、马鞭草、荆芥、官桂、枳壳、牡丹皮而成，其主治亦与其相同，但据剂型当作"百花散"。

明·沈之问《解围元薮》中记载的百花膏则为：透骨草、忍冬藤、蒲公英、鹤虱草、九龙藤、野天麻、旱莲草、半枝莲、地杨梅、豨莶草、苍耳草、紫地丁、地锦草、旱辣藜、大小青、薄荷叶、灵芝草、鱼腥草、见肿消、血见愁、淡竹叶、南天竹、枸杞头、橘树头、枳（木具）叶、五加叶、接骨木、石楠头、地蜈蚣、蓄草、马齿苋、野芥菜、蛇床叶、长青草、慎火草、太湖葱各等分，捣汁煎加蜜，炼成膏；再加沉香、檀香、冰片、麝香各等分为末入内。主治疬风。

膏方：清安膏

【来源】　清·林佩琴《类证治裁》卷之二瘰疬论治附方。

【组成】　麦门冬、生地黄各 10 两，橘红 3 两，桔梗、甘草、川贝母各 2 两，龙眼肉、薏苡仁各 8 两，薄荷 5 钱。

【图解】

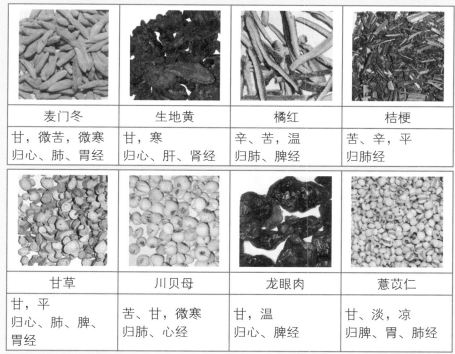

麦门冬	生地黄	橘红	桔梗
甘，微苦，微寒 归心、肺、胃经	甘，寒 归心、肝、肾经	辛、苦，温 归肺、脾经	苦、辛，平 归肺经
甘草	川贝母	龙眼肉	薏苡仁
甘，平 归心、肺、脾、胃经	苦、甘，微寒 归肺、心经	甘，温 归心、脾经	甘、淡，凉 归脾、胃、肺经

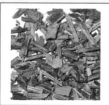

薄荷
辛，凉 归肺、肝经

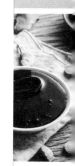

【功效与主治】　甘润养肺。用于阴虚咳嗽，干咳，咳声短促，痰少黏白，口干咽燥，颧红，日渐消瘦。

【制作方法】　麦冬、生地黄各300g，橘红100g，桔梗、甘草、川贝母各60g，龙眼肉、薏苡仁各240g，薄荷15g，将药材饮片切碎，水浸后煎煮，纱布滤去药渣，如此3遍，将所滤汁液混匀，加热浓缩，下入蜂蜜500g，搅拌均匀，慢火浓缩至稠膏。

【服用方法】　每日早晚各一次，每次10g，用白开水化服。

【各家论述】　清·林佩琴《类证治裁·卷之二·痨瘵论治》：其为劳嗽也，或由阴伤阳浮，金燥喉痒致嗽，宜甘润养肺，清安膏。

膏方：琼脂膏

【来源】　明·虞抟《医学正传》卷二引臞仙方。

【组成】　鹿角胶1斤，生地黄20斤（洗净，细捣，取真汁，去滓），白沙蜜2斤（煎1～2沸，掠去上沫，净而止），生姜2两（捣，取真汁）。

【图解】

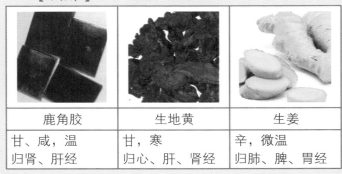

鹿角胶	生地黄	生姜
甘、咸，温 归肾、肝经	甘，寒 归心、肝、肾经	辛，微温 归肺、脾、胃经

【功效与主治】　补血滋阴，润燥通便。用于血虚引起的皮肤枯燥，消渴，大便秘结。

【制作方法】　鹿角胶150g，生地黄500g，白蜜500g，生姜100g。生地黄、生姜捣取汁，大火煎煮，后下鹿角胶，最后加入白蜜收膏，盛入可密封容器。

【服用方法】 每服1~2匙，空腹温酒调下。

膏方：润肠膏

【来源】 明·徐春甫《古今医统大全》卷之二十七·噎膈门。润肠膏治噎膈大便结燥，饮食良久复出。

【组成】 威灵仙（4两,鲜者捣汁）,生姜（4两,鲜者捣汁）,真麻油（2两）、白砂蜜（4两）。

【图解】

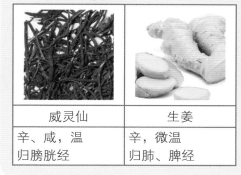

威灵仙	生姜
辛、咸，温 归膀胱经	辛，微温 归肺、脾经

【功效与主治】 润肠通便。用于噎膈大便结燥，饮食良久复出。

【制作方法】 威灵仙（鲜者捣汁）200g，生姜（鲜者捣汁）200g，真麻油100g，白砂蜜200g。上入砂锅搅匀，慢火煎如饧收贮。

【服用方法】 时时以匙挑服之。一料未愈，再服一料，决效。

膏方：通声膏

【来源】 唐·孙思邈《备急千金要方》卷十八。

【组成】 五味子、款冬花、通草各3两，人参、细辛、肉桂心、青竹皮、石菖蒲各2两，杏仁泥1升，白蜜2斤，枣膏、姜汁各1升，酥5升。

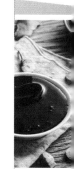

【图解】

五味子	款冬花	通草	人参
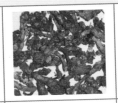	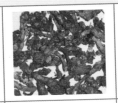	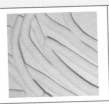	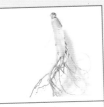
酸、甘，温 归肺、心、肾经	辛，温 归肺经	甘、淡，微寒 归肺、胃经	甘、微苦，微温 归脾、肺、心、肾经
细辛	肉桂	石菖蒲	大枣
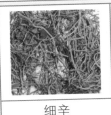	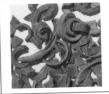	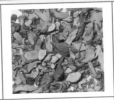	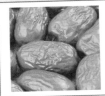
辛，温；有毒 归肺、肾经	辛、甘，大热 归肾、脾、心、肝经	辛、苦，温 归心、胃经	甘，温 归脾、胃、心经
生姜	杏仁		
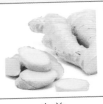	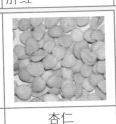		
辛，微温 归肺、脾、胃经	苦，微温；有小毒 归肺、大肠经		

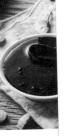

【功效与主治】　补益肺气，润燥通声。用于咳嗽语声不出；暴嗽失声，语不出；胸中满闷；暗由久病肺虚、风邪传肺及久嗽所致者。

【制作方法】　五味子、款冬花、通草各150g，人参、细辛、桂心、青竹皮、石菖蒲各100g，杏仁100g磨成泥。加水煎煮3次，滤汁去渣，加入姜汁、枣膏、蜜，调和成膏。

【服用方法】 成人每日服一汤匙，用少量开水烊化后与大枣两枚一同服用。

【各家论述】 清·张璐《千金方衍义》：肺脏方中酥蜜膏专滋肺胃之燥以化其气，此方专滋脾肺之津以通其声。方中五味子、人参滋肺之气，款冬花、竹茹清肺之燥，桂心、细辛搜肺之邪，通草、石菖蒲利肺之窍，杏仁、蜜、姜汁、枣膏滋培津气而通其声。

第五节　温里膏方

膏方：大圣膏

【来源】 宋·《鸡峰普济方》卷十二。

【组成】 厚朴（2两），大腹皮（2两），枇杷叶（2两），半夏（2两），人参（2两）。

【图解】

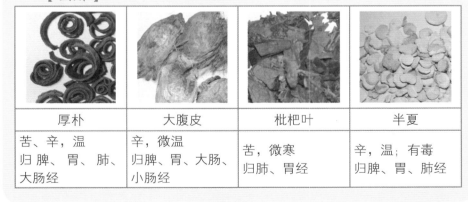

厚朴	大腹皮	枇杷叶	半夏
苦、辛，温 归脾、胃、肺、大肠经	辛，微温 归脾、胃、大肠、小肠经	苦，微寒 归肺、胃经	辛，温；有毒 归脾、胃、肺经

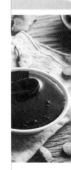

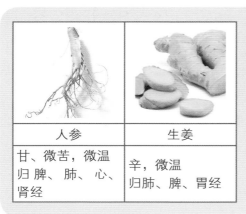

人参	生姜
甘、微苦，微温 归脾、肺、心、肾经	辛，微温 归肺、脾、胃经

【功效与主治】　益气健脾，温胃止呕。用于脾胃虚弱，中脘寒冷，呕吐痰涎不止。

【制作方法】　厚朴、大腹皮、枇杷叶、半夏、人参各60g，等分为粗末，每次加生姜6g（去皮，切为片），一处捣烂，和做两枚铜钱那么大的饼子，焙干。

【服用方法】　每次1饼加水煎煮，滤去药渣热服，不拘时候服。

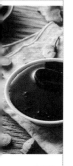

膏方：加味苍术膏

【来源】　明·李梴《医学入门》外集·卷六。

通达诸身关节，流注遍体毛窍，养精养气养神，久服精满气盈，暖丹田，减相火，男子精冷绝阳，妇人胞冷不孕，发白转黑，齿落更生。苍术气极雄壮，通行脾肾二经，古云：若欲长生，须服山精，即此是也。

【组成】　苍术10斤（捣如泥，入大锅内，用水2桶，以文武火煮至10余碗，取出绢滤，入瓷罐内），人参4两，生地黄4两，熟地黄4两，黄檗4两，远志4两，杜仲4两，川芎4两，核桃肉4两，川椒4两，补骨脂4两，当归4两，姜汁4两，青盐2两，旱莲草汁2碗，白蜜2斤。

【图解】

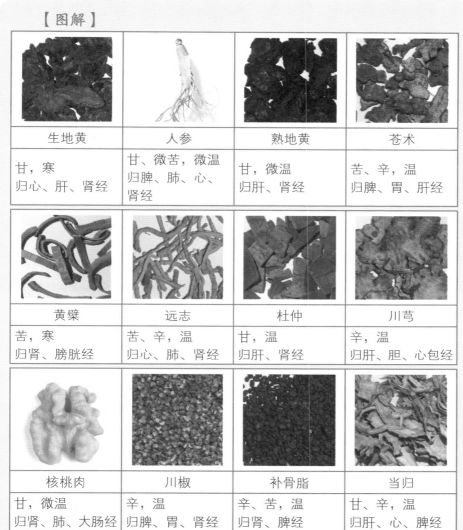

生地黄	人参	熟地黄	苍术
甘，寒 归心、肝、肾经	甘、微苦，微温 归脾、肺、心、肾经	甘，微温 归肝、肾经	苦、辛，温 归脾、胃、肝经
黄檗	远志	杜仲	川芎
苦，寒 归肾、膀胱经	苦、辛，温 归心、肺、肾经	甘，温 归肝、肾经	辛，温 归肝、胆、心包经
核桃肉	川椒	补骨脂	当归
甘，微温 归肾、肺、大肠经	辛，温 归脾、胃、肾经	辛、苦，温 归肾、脾经	甘、辛，温 归肝、心、脾经

旱莲草	生姜	蜂蜜
甘、酸，寒 归肾、肝经	辛，微温 归肺、脾、胃经	甘，平 归肺、脾、大肠经

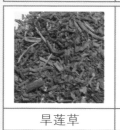
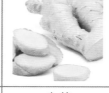
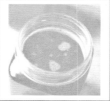

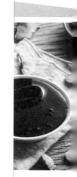

【功效与主治】　补火助阳，益气养精。用于男子精冷绝阳，妇人胞冷不孕。

【制作方法】　苍术1000g，人参200g，生地黄300g，熟地黄300g，黄檗300g，远志300g，杜仲300g，川芎300g，核桃肉300g，川椒300g，补骨脂300g，当归300g，旱莲草300g，姜汁200g，青盐100g，白蜜500g。将药材饮片切碎，水浸后煎煮，纱布滤去药渣，如此3遍，将所滤汁液混匀，加热浓缩，下入姜汁、食盐、蜂蜜，搅拌均匀，慢火浓缩至稠膏，盛入可密封容器。

【服用方法】　每日早晚各一次，每次10g，用白开水化服。

【各家论述】　明·武之望《济阳纲目·卷六十四·虚损》：脾肾俱虚者，加味苍术膏。此皆养性延年之药，亦必因病选用。《济阳纲目·卷一百零八·须发》：因湿痰疟痢等疾衰白，单苍术膏、加味苍术膏。

膏方：款冬花膏

【来源】　宋·杨子靖《杨氏家藏方》卷八。

【组成】　款冬花半两，紫菀半两，百部半两，人参（去芦头）1两，白术1两，甘草（炙）1两，干姜（炮）2两。

【图解】

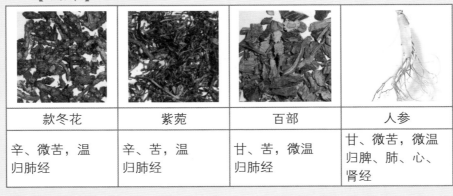

款冬花	紫菀	百部	人参
辛、微苦，温 归肺经	辛、苦，温 归肺经	甘、苦，微温 归肺经	甘、微苦，微温 归脾、肺、心、肾经

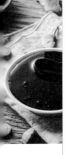

中药

膏方制备及

经典膏方

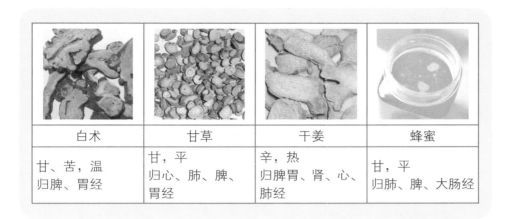

白术	甘草	干姜	蜂蜜
甘、苦，温 归脾、胃经	甘，平 归心、肺、脾、胃经	辛，热 归脾胃、肾、心、肺经	甘，平 归肺、脾、大肠经

【功效与主治】 温肺散寒，止嗽化痰。用于肺气虚寒，咳嗽不止，痰唾并多，或吐血、咯血、劳嗽。

【制作方法】 款冬花150g，紫菀150g，百部150g，人参300g，白术300g，甘草（炙）300g，干姜300g、蜂蜜500g。将上七味药材饮片切碎，水浸后煎煮，纱布滤去药渣，如此3遍，将所滤汁液混匀，加热浓缩，下入蜂蜜，搅拌均匀，慢火浓缩至稠膏，盛入可密封容器。

【服用方法】 每日早晚各1次，每次10g，用白开水化服。

【各家论述】 明·吴彦夔《传信适用方》卷一，收录款冬花膏，其组成为，人参半两，白术半两，款冬花（去梗）半两，甘草（炙）半两。川姜（炮）半两，钟乳粉半两。上为细末，炼蜜为丸，每两做10丸。主治咳嗽，每服1丸，食前米汤送下。

膏方：人参膏

【来源】 宋·《小儿卫生总微论方》卷十。

【组成】 人参（半两，去芦），滑石（半两），藿香叶（半两，去土），丁香（1分），甘草（2钱，炙）。

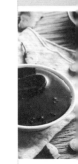

【图解】

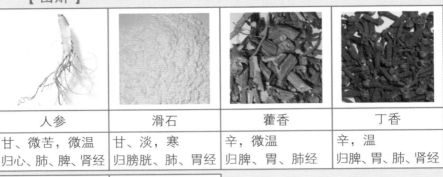

人参	滑石	藿香	丁香
甘、微苦，微温 归心、肺、脾、肾经	甘、淡，寒 归膀胱、肺、胃经	辛，微温 归脾、胃、肺经	辛，温 归脾、胃、肺、肾经

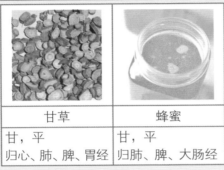

甘草	蜂蜜
甘，平 归心、肺、脾、胃经	甘，平 归肺、脾、大肠经

【功效与主治】　益气健脾，温中降逆。用于小儿脾胃虚冷，乳食不化，吐逆连并，不喜乳食。

【制作方法】　人参（去芦）、滑石、广藿香叶（去土）各150g，丁香3g，炙甘草60g，上药为末，用炼蜜黏合成黄豆大小贮存。

【服用方法】　每次1g，每日3次，米汤送服。

【各家论述】　宋·吴彦夔《传信适用方》卷四中所载人参膏为：人参1两，白术半两，丁香半两，藿香半两，白扁豆1分。上为细末，炼蜜为丸，如绿豆或麦粒大。主治：小儿泄泻，烦渴呕逆。据剂型当作"人参丸。"

宋·魏岘《魏氏家藏方》卷十中收录的人参膏为：人参，白术（炒），丁香（不见火），藿香叶，白豆蔻。方中白豆蔻用量原缺，据《普济方》补。主治：小儿一切脾胃不和。据剂型亦当作"人参丸"。

元·李仲南《永类钤方》卷二十一中收录的人参膏为：人参，

中药

膏方制备及经典膏方

诃子肉（炮），木香，肉豆蔻（煨），丁香，藿香，砂仁，甘草（炙）。主治：吐泻脾虚，困倦不食，腹痛而满。亦为丸剂。

元·朱震亨《丹溪心法·附录》中该方仅人参一味药，煎膏服；并灸气海穴。功效：回元气。主治：滞下，昏仆目上视，溲注而汗泄，阴虚阳暴绝；嗽而肺虚者。诸症因攻击之过，以致元气耗惫，用此补之。

明·朱橚等撰《普济方》卷一五八引《经验良方》人参膏，其药物组成为：人参、知母、黄芩、款冬花、贝母、紫菀、杏仁、猪牙皂角、桔梗、荆芥、防风、甘草各等分。主治：大人小儿，伤风咳嗽，气粗多涎，身热。仍为丸剂。

膏方：生发泽兰膏方

【来源】　北宋——日本·丹波康赖《医心方》。

补精髓，壮筋骨，和血气，延年益寿。

【组成】　细辛（2两），蜀椒（3升），续断（2两），杏仁（3升），皂荚（2两），泽兰（2两），厚朴（2两），白术（2两）。

【图解】

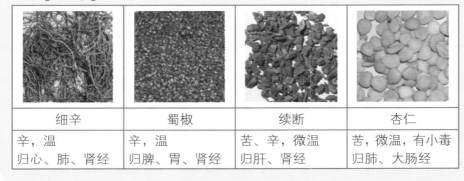

细辛	蜀椒	续断	杏仁
辛，温 归心、肺、肾经	辛，温 归脾、胃、肾经	苦、辛，微温 归肝、肾经	苦，微温，有小毒 归肺、大肠经

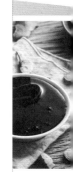

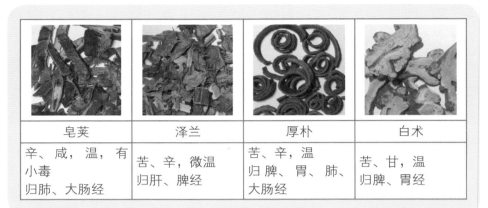

皂荚	泽兰	厚朴	白术
辛、咸、温，有小毒 归肺、大肠经	苦、辛，微温 归肝、脾经	苦、辛，温 归脾、胃、肺、大肠经	苦、甘，温 归脾、胃经

【功效与主治】 补精髓，壮筋骨，和血气，延年益寿。用于腰膝酸软、听力减退、气短乏力、四肢不温、脱发白发等症。

【制作方法】 细辛30g，蜀椒100g，续断500g，杏仁500g，皂荚300g，泽兰400g，厚朴300g，白术500g。上药加水熬沸去滓，加入蜂蜜收膏，盛入可密封容器。

【服用方法】 每晨取10g以温酒化服。

第六节 消食膏方

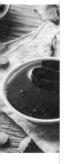

膏方：八仙膏

【来源】 明·龚廷贤《万病回春》卷三。

【组成】 生藕汁1盏，生姜汁1盏，梨汁1盏，萝卜汁1盏，甘蔗汁1盏，白果汁1盏，竹沥1盏，蜂蜜1盏。

【功效与主治】 化食导滞。用于噎食。

【制作方法】 生藕汁500g，生姜汁500g，梨汁500g，萝卜汁500g，甘蔗汁500g，白果汁500g，竹沥500g，蜂蜜500g。拌和匀，盛入可密封容器。

【服用方法】 任意食之。

【各家论述】 清·郑玉坛《彤园医书》卷之六：八仙膏治痈疽溃后虚弱，食少呕泻，精神短少，饮食无味，及老弱小儿常服能健脾胃。人参、淮山药、芡实、莲肉、茯苓各6两，共切碎拌糯米3升、黏米7升晒干磨细筛末，另取白蜜1斤、白砂糖2斤，坐滚汤锅中炖化，乘热将粉药拌匀，打成块子，摊放蒸笼内，切作条糕，蒸熟，随用炭火烘干，瓷坛谨收。每日早、中、晚空心白汤泡服数条。如遇腹饥，干吃亦可，服至百日大有奇效。

膏方：人参白术膏

【来源】 明·万全《育婴秘诀》卷三。

【组成】 人参1两，白术（土炒）1两，白茯苓1两，山药1两，莲肉（去心）1两，山楂肉7钱，当归5钱，麦芽（炒）5钱，泽泻5钱。

【图解】

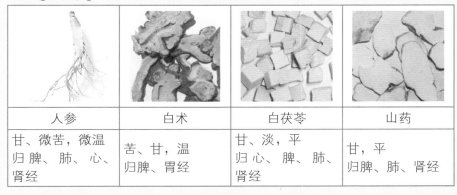

人参	白术	白茯苓	山药
甘、微苦，微温 归脾、肺、心、肾经	苦、甘，温 归脾、胃经	甘、淡，平 归心、脾、肺、肾经	甘，平 归脾、肺、肾经

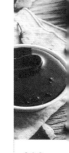

209

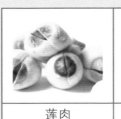	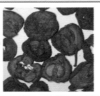	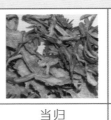	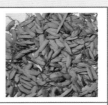
莲肉	山楂	当归	麦芽
甘、涩，平 归脾、肾、心经	酸、甘，微温 归脾、胃、肝经	甘、辛温 归肝、心、脾经	甘、平 归脾、胃经

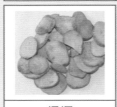
泽泻
甘、淡，寒 归肾、膀胱经

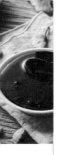
【功效与主治】 健脾理胃，消食化积。用于脾胃虚弱、肌肤瘦怯、欲成疳症者。

【制作方法】 人参500g，白术（土炒）500g，白茯苓500g，山药500g，莲肉（去心）500g，山楂肉350g，当归250g，麦芽（炒）250g，泽泻250g。上为末，炼蜜为膏。

【服用方法】 米饮化下。

【各家论述】 《家传女科经验摘奇》：产后类伤寒三阴证。加减养胃汤治产后寒热往来，头痛无汗，类疟症。有痰加竹沥、姜汁少许，半夏曲；弱人兼服大造丸；若产后久虚，无汗不愈，兼煎人参白术膏以助力。

明·楼英《医学纲目》卷之十一·肝胆部眩：癫痫，省人事，一昼二夜，皆已弃之。余晓之曰：身不发热，因痛则汗出，大便不通者五六日。自予来，亦未见其小水。非死症，当是血少无神而昏耳。尔为痛掐人中，俄而呻吟，急以人参汤同竹沥灌之，又昏睡如前。余教以作人参白术膏，入竹沥调下。如此二昼夜，凡用人参1斤、白术2斤，眼忽能开，手能举，自言胸膈满而举身皆痛，耳目仍未有闻见，忽自溺床甚多。

清·鲍相璈《验方新编》卷二十妇科产后门 产后类疟，人参白术膏：白术1斤，人参1两，水6碗煎去其半，如法再煎，如此3次，去渣取汁共9碗，慢火煎至1碗，每日服半酒杯，白汤下。

膏方：楂术膏

【来源】 明·秦景明《症因脉治》。

【组成】 白术，山楂肉，陈皮，甘草。

【图解】

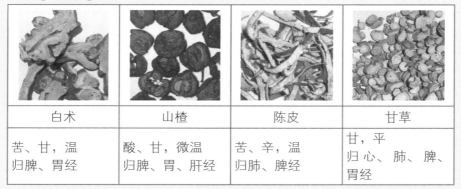

白术	山楂	陈皮	甘草
苦、甘，温 归脾、胃经	酸、甘，微温 归脾、胃、肝经	苦、辛，温 归肺、脾经	甘，平 归心、肺、脾、胃经

【功效与主治】 健脾消食。治脾虚多食、停积成痢之症。

【制作方法】 白术200g，楂肉200g，陈皮100g，甘草100g，将药材饮片切碎，水浸后煎煮，纱布滤去药渣，如此3遍，将所滤汁液混匀，加热浓缩，下入蜂蜜，搅拌均匀，慢火浓缩至稠膏。

【服用方法】 每日早晚各1次，每次10g，用白开水化服。

【各家论述】 《症因脉治》认为楂术膏可以"治脾虚不能运化，助脾消积"。针对七情内伤痢的治疗宜先用楂术膏，兼补兼消，助脾化积，次用参苓白术散，补脾固本。对内伤休息痢的治疗则是思虑伤脾者用归脾汤，饮食伤脾者枳术丸、大安丸、家秘消积

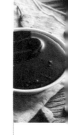

散、楂术膏。寒泻不禁者，理中汤、钱氏异功散。

　　清代朱世扬所作儿科专著《诚求集》：有休息痢者，粪如鱼脑，经年不已，或愈而复发。有积者，楂术膏，无积者，异功散加木香、诃子肉。

膏方：助胃膏

【来源】　南宋·洪遵《洪氏集验方》卷五。

【组成】　人参、白术、甘草各15g，干山药30g，檀香3g，乌梅肉15g，白豆蔻仁15g，砂仁15g，干木瓜30g。

【图解】

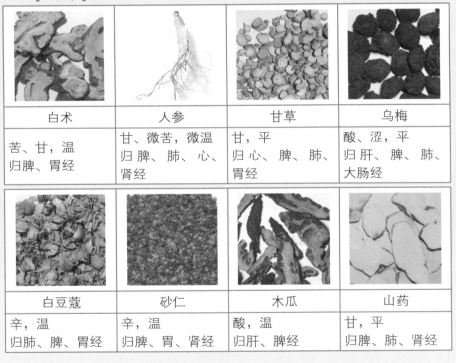

白术	人参	甘草	乌梅
苦、甘，温 归脾、胃经	甘、微苦，微温 归脾、肺、心、肾经	甘，平 归心、脾、肺、胃经	酸、涩，平 归肝、脾、肺、大肠经

白豆蔻	砂仁	木瓜	山药
辛，温 归肺、脾、胃经	辛，温 归脾、胃、肾经	酸，温 归肝、脾经	甘，平 归脾、肺、肾经

【功效与主治】　消食，驱虫，清热，祛风，生津。主治小儿胃气虚弱，津液不足，食欲不振，口渴。

【制作方法】　上为细末，炼蜜为膏。

【服用方法】　每服如黄豆大1丸，空腹时嚼服，或用温水吞下。

中药 膏方制备及 经典膏方

第七节　安神膏方

膏方：琥珀茯苓膏

【来源】　明·徐春甫《古今医统大全》卷四十九。

【组成】　人参1两，陈皮半两，当归2两（酒浸，锉），白茯苓2两（为末），琥珀半两（另为末）。

【图解】

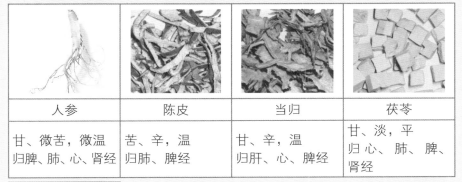

人参	陈皮	当归	茯苓
甘、微苦，微温 归脾、肺、心、肾经	苦、辛，温 归肺、脾经	甘、辛，温 归肝、心、脾经	甘、淡，平 归心、肺、脾、肾经

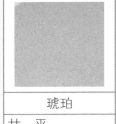

琥珀
甘，平 归心、肝、膀胱经

【功效与主治】　镇惊安神。用于精神失守，渐成心风。

【制作方法】　人参100g、陈皮50g、当归150g、茯苓200g、琥珀50g。人参另煎取汁，琥珀研粉，先以陈皮、当归、茯苓同煎浓缩成膏，倒入人参药汁、琥珀粉，加蜂蜜收膏，盛入可密封容器。

【服用方法】　每日服2～3匙，不拘时候，睡前服之亦妙。

膏方：宁心膏

【来源】　清·何镇《何氏济生论》卷五。

【组成】　白茯神（2两，去木），白茯苓（2两），白术（2两，土蒸），山药（2两），枣仁（2两，炒），寒水石（2两，煅，研末），远志（1两五钱），炙甘草（1两五钱），朱砂（1两），人参（5钱）。

【图解】

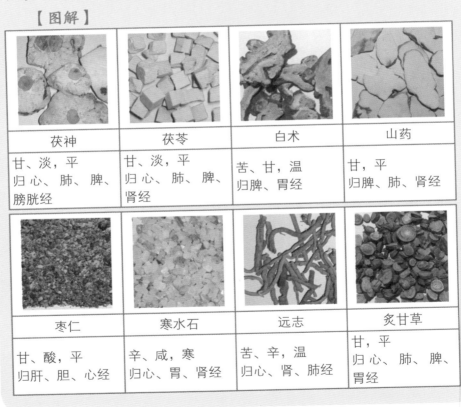

茯神	茯苓	白术	山药
甘、淡，平 归心、肺、脾、膀胱经	甘、淡，平 归心、肺、脾、肾经	苦、甘，温 归脾、胃经	甘，平 归脾、肺、肾经
枣仁	寒水石	远志	炙甘草
甘、酸，平 归肝、胆、心经	辛、咸，寒 归心、胃、肾经	苦、辛，温 归心、肾、肺经	甘，平 归心、肺、脾、胃经

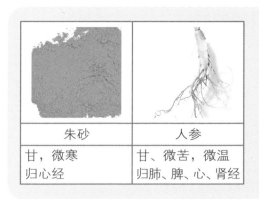

朱砂	人参
甘，微寒 归心经	甘、微苦，微温 归肺、脾、心、肾经

【功效与主治】 宁心安神。用于通宵不寐者。

【制作方法】 白茯神（去木）100g、白茯苓100g、白术（土蒸）100g、山药100g、枣仁100g（炒）、寒水石（殿，研末）100g、远志75g、甘草（炙）75g、朱砂50g、人参25g，上为末，加100g白砂糖入砂锅搅匀，慢火煎如饧收贮。

【服用方法】 临卧前一匙灯芯汤送服。

【各家论述】 明·徐彦纯《玉机微义》卷五十载有宁心膏，治小儿精神不定、恍惚不宁，恐畏多哭，惊魇，药物组成为：人参、白术、白茯苓、茯神、山药、羌活、甘草（炙）、朱砂各一钱，脑、麝各一字。上为末，炼蜜丸如鸡头大，二岁一丸，薄荷汤化下，"按此养气疏风清神之药也"。

明·朱橚等撰《普济方》引《全婴方》中宁心膏与《玉机微义》相同，功效：镇心，除百病，定神定志。主治：小儿精神不定，恍惚不宁，夜里多哭，怯人怕物，眠睡惊魇；小儿惊悸不宁，心经有热，多啼。

明·赵献可《邯郸遗稿》卷之一记载"如去血过多，心神不安，言语不常，宜宁心膏、胶艾汤"，其宁心膏组成为：朱砂、枣仁、琥珀、人参、茯神、乳香。"上为末，每服一钱，浓煎枣子、灯芯汤。或作丸，薄荷汤下"。

清·冯楚瞻《冯氏锦囊秘录》杂症大小合参卷五邪祟论记载

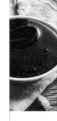

宁心膏：妇人失血过多，心神不安，言语不当，不得睡卧。朱砂（研）、酸枣仁、人参、白茯神、琥珀（各七钱五分），滴乳香一钱研，共为细末，和匀，每服一钱，浓煎，灯芯枣子汤，空心调下。

膏方：宁志膏

【来源】 宋·陈师文等《太平惠民和剂局方》卷五。

【组成】 人参（去芦）1两，酸枣仁（微炒，去皮，研）1两，朱砂（水飞）半两，乳香1分（以乳钵坐水盆中研）。

【图解】

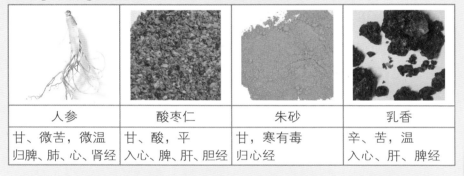

人参	酸枣仁	朱砂	乳香
甘、微苦，微温 归脾、肺、心、肾经	甘、酸，平 入心、脾、肝、胆经	甘，寒有毒 归心经	辛、苦，温 入心、肝、脾经

【功效与主治】 宁神定志，安眠止痛。用于惊恐失志，心气虚耗，健忘，失眠，睡卧不宁。

【制作方法】 人参100g，酸枣仁100g，朱砂（水飞）50g，乳香20g（以乳钵坐水盆中研）。上为细末，炼蜜为膏。

【服用方法】 薄荷汤化下。

【各家论述】 明·龚廷贤《寿世保元》：此方朱砂能镇心安神；酸可使收引，故枣仁能敛神归心；香可使利窍，故乳香能豁达心志；许学士加人参，亦谓人参能宁心耳。

清·叶桂《本事方释义》：人参气味甘温，入脾胃；枣仁气味苦平，入心；朱砂气味苦温，入心；乳香气味辛微温，入手足少阴。以薄荷汤送药，乃手太阴之引经药也；甘温护持中土，佐以苦味入心，辛香开窍，使以轻扬为引，表里皆得安妥矣。

中药 膏方制备及 经典膏方

第八节　理血膏方

膏方：鹿角利腰汤

【来源】　清·唐宗海《医学见能》。

腰痛难忍，有如刀锥刺割者，瘀血积腰际也。宜鹿角利腰汤。歌曰：腰疼难忍似锥刀，归芍丹皮等分熬，鹿角红花同续断，再加牛膝煮成膏。

【组成】　鹿角（3钱），当归尾（3钱），白芍（3钱），丹皮（3钱），红花（1钱），川牛膝（2钱），续断（3钱）。

【图解】

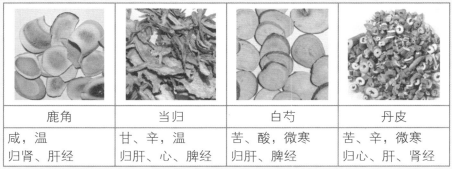

鹿角	当归	白芍	丹皮
咸，温 归肾、肝经	甘、辛，温 归肝、心、脾经	苦、酸，微寒 归肝、脾经	苦、辛，微寒 归心、肝、肾经

红花	川牛膝	续断
辛，微温 归肺、肝经	苦、甘、酸，平 归肝、肾经	苦、辛，微温 归肝、肾经

【功效与主治】　活血化瘀止痛。用于血瘀腰痛。

【制作方法】　鹿角、当归尾、白芍、丹皮、续断各300g，川牛膝200g，红花100g。七味药加水煎煮3次，滤汁去渣，合并滤液，加热浓缩为膏即成。

【服用方法】　成人每日服一汤匙，用少量开水烊化后服用。

膏方：益母膏

【来源】　清·魏之琇《续名医类案·卷二十五·产后瘀滞》。

朱丹溪治一妇人，年十八，难产七日，产后，大便泻，口渴气喘，面红有紫斑，小腹胀痛，小便不通，用牛膝、桃仁、当归、红花、木通、滑石、甘草、白术、陈皮、茯苓煎汤，调益母膏。不减，后以杜牛膝煎浓汁一碗饮之，至一更许，大利，下血一桶，小便通而愈。

【组成】　川牛膝、桃仁、当归、红花、滑石、甘草、白术、陈皮、茯苓。

【图解】

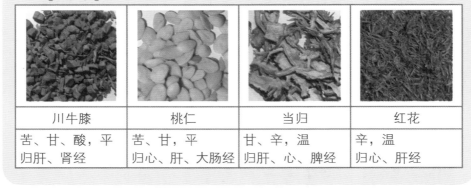

川牛膝	桃仁	当归	红花
苦、甘、酸，平 归肝、肾经	苦、甘，平 归心、肝、大肠经	甘、辛，温 归肝、心、脾经	辛，温 归心、肝经

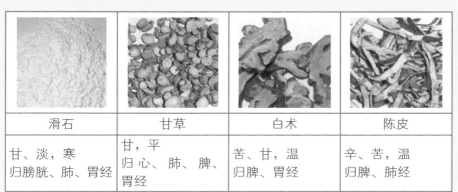

滑石	甘草	白术	陈皮
甘、淡，寒 归膀胱、肺、胃经	甘，平 归心、肺、脾、胃经	苦、甘，温 归脾、胃经	辛、苦，温 归脾、肺经

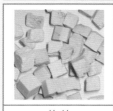

茯苓
甘、淡，平 归心、肺、脾、肾经

【功效与主治】 活血化瘀。用于产后血瘀腹痛。

【制作方法】 川牛膝、当归、滑石、甘草、白术、陈皮、茯苓各100g，桃仁、红花各50g，九味药加水煎煮3次，滤汁去渣，合并滤液，加热浓缩为膏即成。

【服用方法】 成人每日服一汤匙，用少量开水烊化后服用。

第九节　治风膏方

膏方：彻清膏

【来源】　明·邵以正《徐氏胎产方》。

此膏治妇人头痛者。

【组成】　川芎（6两），蔓荆子（2两），细辛（2两），生甘草（1两半钱），炙甘草（1两半钱），薄荷（2两），藁本（2两），当归（1两半钱）。

【图解】

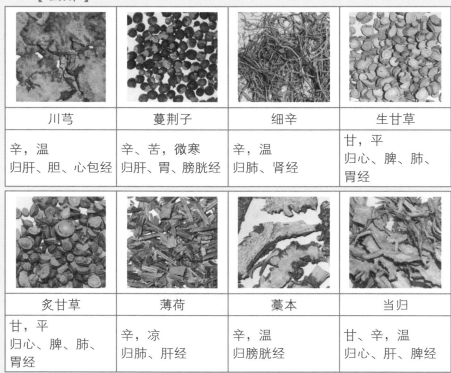

川芎	蔓荆子	细辛	生甘草
辛，温 归肝、胆、心包经	辛、苦，微寒 归肝、胃、膀胱经	辛，温 归肺、肾经	甘，平 归心、脾、肺、胃经

炙甘草	薄荷	藁本	当归
甘，平 归心、脾、肺、胃经	辛，凉 归肺、肝经	辛，温 归膀胱经	甘、辛，温 归心、肝、脾经

【功效与主治】　疏风止痛。用于妇人头痛者。

【制作方法】　川芎300g，蔓荆子100g，细辛100g，生甘草75g，炙甘草75g，薄荷100g，藁本100g，当归75g。上为细末，加100g白砂糖入砂锅搅匀，慢火煎如饧收贮。

【服用方法】　每服10g，食后茶清调下。

【各家论述】　明·徐彦纯《玉机微义·卷三十四·头痛治法》治风之剂：局方川芎茶调散治头风上攻偏正头痛，方见伤风门。秘藏彻清膏：川芎、薄荷叶（各三分），本（一钱），甘草（生半钱），炙甘草（半钱），蔓荆子、细辛（各一分），上为末，每二钱茶清下食后服，按此手足少阳厥阴太阳少阴经药也。

明·皇甫中《明医指掌》卷六头痛证记载风湿寒热痛：风热与湿上壅，清空膏。风热盛者，彻清膏。瘦人头痛是火，酒芩为主，加引上药。风热上攻头痛者，防风通圣散，或芎芷散。

膏方：神明膏

【来源】　唐·王焘《外台秘要》卷三十一引唐《广济方》。

【组成】　前胡1升，白术1升，白芷1升，川芎1升，上四药并切，花椒（去目）1升，吴茱萸1升，附子（去皮，切）30枚，当归（切）2两，细辛（切）2两，肉桂（切）2两。

【图解】

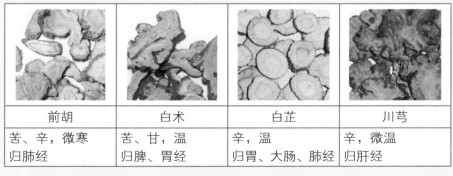

前胡	白术	白芷	川芎
苦、辛、微寒 归肺经	苦、甘、温 归脾、胃经	辛、温 归胃、大肠、肺经	辛、微温 归肝经

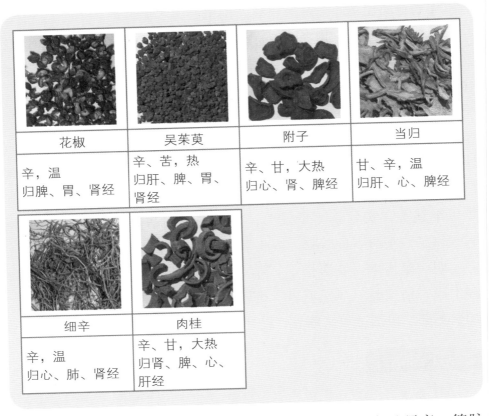

花椒	吴茱萸	附子	当归
辛，温 归脾、胃、肾经	辛、苦，热 归肝、脾、胃、肾经	辛、甘，大热 归心、肾、脾经	甘、辛，温 归肝、心、脾经

细辛	肉桂
辛，温 归心、肺、肾经	辛、甘，大热 归肾、脾、心、肝经

【功效与主治】 活血通络，祛风止痒。用于诸风顽痹，筋脉不利；疥癣，诸疮痒，折伤等各种损伤。

【制作方法】 前胡、白术、白芷、川芎各600g（上四药均切碎），花椒、吴茱萸各600g，附子30枚（去皮、切开），当归、细辛、肉桂各60g（均切细），用醋将上述药物湿润1夜，使药物发软，加入炼好的猪油6000mL中，微火煎沸腾10次，待附子、白芷颜色变黄，去药渣，则膏成。用干燥的瓷器储存。

【服用方法】 病在外，局部擦之；病在内，每次服用枣核大小药丸，黄酒送服。

【各家论述】 宋·杨倓《杨氏家藏方》卷十二收录此方，药物组成为：栝楼（去皮瓤，只取仁子），赤芍药，甘草（微炙），黄芪，杏仁（汤浸，去皮尖），香白芷，当归（洗，焙），桃仁（汤浸，去皮尖），人参（去芦头），川芎，苍术（米泔浸1宿，焙），桑白皮，沉香，零陵香，藿香叶（去土）。主治："痈疽，发背，一切疮肿，打扑伤损，汤火金疮，干湿癣，风痒顽麻。""若内伤，用药一钱匕，酒化服。"

《医方类聚》卷一九五引唐·孙思邈《千金月令》神明膏，药物组成为：蜀椒3升，吴茱萸1升，前胡1两，川芎1两，白芷1两，白术1两，当归2两，细辛2两，附子30枚。主治："一切疾风赤痒，耳聋疮肿。""每服如弹丸1枚，诸风皆摩，肿毒诸疮只涂。"

明·朱橚等撰《普济方》卷二八四所载神明膏为五灵脂（微炒）组成，主治：痈疽、疮疖、毒肿，无头疼痛，或有数头，烦热。上为末，新水调匀，涂于故绯绢上贴之。宋《圣济总录》卷第八十一·脚气门记载摩敷神明膏治风毒脚气不仁，在此亦为外用药物。

第十节　固涩膏方

膏方：金樱膏

【来源】　明·徐春甫《古今医统大全》卷四十六。

【组成】　金樱子（经霜后采红熟者，不拘若干，撞去刺，切开，去子，捣碎煮之，滤滓净用，复将滓榨汁干用，熬成膏），枸杞子（4两），人参（2两），薏苡仁（5两），山药（2两），杜仲（4两，姜汁炒），芡实肉（4两），山茱萸肉（4两），益智仁（1两），青盐（3钱），桑螵蛸（2两，新瓦焙燥）。

【图解】

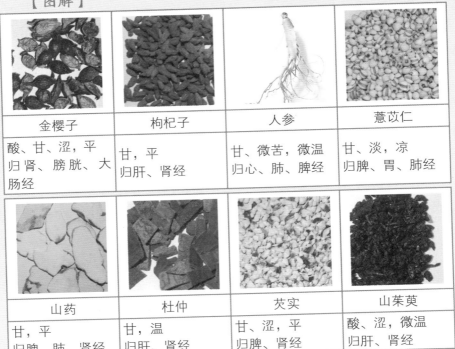

金樱子	枸杞子	人参	薏苡仁
酸、甘、涩，平 归肾、膀胱、大肠经	甘，平 归肝、肾经	甘、微苦，微温 归心、肺、脾经	甘、淡，凉 归脾、胃、肺经
山药	杜仲	芡实	山茱萸
甘，平 归脾、肺、肾经	甘，温 归肝、肾经	甘、涩，平 归脾、肾经	酸、涩，微温 归肝、肾经
益智	桑螵蛸		
辛，温 归脾、肾经	甘、咸，平 归肝、肾经		

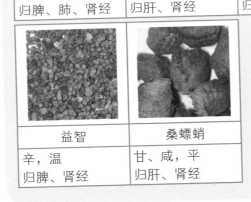

【功效与主治】　健脾补肾，涩精止遗。用于虚劳遗精，白浊。

【制作方法】　采霜后红色成熟的金樱子2000g去刺，切开去子，捣碎煎煮，去掉汤汁，将药渣榨汁干用，熬成膏，即为金樱子膏。将枸杞子120g、薏苡仁150g、山药60g、杜仲（姜汁炒）120g、芡实肉120g、山茱萸肉120g、益智仁30g、青盐9g、桑螵蛸60g（新瓦焙燥）同熬二次，去药渣；人参60g另煎2次，将两种药液兑在一起熬成膏，和金樱子膏对半和匀，即为金樱膏。冷却后装入干燥的瓷瓶中保存。

【服用方法】 每次一汤匙，每日3次，空腹时用白开水冲服。

【各家论述】 明·张景岳《景岳全书·古方八阵·补阵》与清·梁廉夫《不知医必要·浊症列方》均录金樱膏，组方服法同《古今医统大全》，认为其治虚劳遗精、白浊最有效。

有名"金樱膏"而单用金樱子者，明·李梴《医学入门·杂病用药赋》与明·武之望《济阳纲目·治元阳不固遗精方》均载金樱膏，制法为"经霜后用竹夹夹摘金樱子，先杵去刺，勿令损，以竹刀切作两片，刮去腹内子毛，用水洗过，捣烂。置砂锅内，水煎至半耗，取出滤去渣，仍以文武火熬似稀饧。"每服一匙，酒调服，养精益肾，活血驻颜。

清·李文来《李氏医鉴》卷七中记载金樱膏仅两味药：金樱子（取牛黄者，熬膏1斤，熟则全甘而失涩性），芡实1斤（蒸熟为粉）。和丸，盐酒送下。主治"梦遗失精"。

参考文献

[1] 孙彩华，钱松洋. 中医膏方的组成与制作 [J]. 中国药业，2009，18（22）：72-73.

[2] 沈洪，章亚成. 中医临证膏方指南 [M]. 南京：东南大学出版社，2009.

[3] 汪文娟，陈保华. 中医膏方指南 [M]. 上海：上海第二军医大学出版社，2005.

[4] 张兆旺. 中药药剂学 [M]. 北京：中国中医药出版社，2007.

[5] 潘鸿贞，黄秋云，赵蕾. 浅谈膏方制作 [J]. 海峡药学，2009，21（8）：30-32.

[6] 苏园，刘跃林. 我院中药膏方的制备方法及质量控制 [J]. 内蒙古中医药，2014，1（1）：76-77.

[7] 陈艳君. 浅谈膏滋方的制作 [J]. 中国疗养医学，2012，21（12）：1124-1125.

[8] 葛新春，张宏武. 探讨中药膏方的制备与服用 [J]. 内蒙古中医药，2013，1（4）：62-63.

[9] 林玲，何海照，腾俊. 膏方的探讨及思考 [J]. 海峡药学，2014，26（6）：38-39.